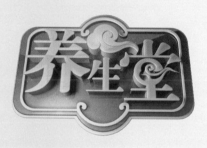

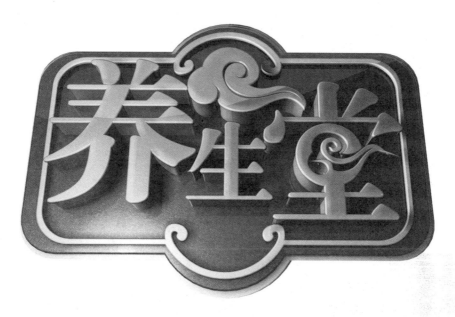

名医教你长寿经

北京电视台《养生堂》栏目组 著

江苏凤凰科学技术出版社

图书在版编目（ＣＩＰ）数据

养生堂名医教你长寿经 / 北京电视台《养生堂》栏
目组著 . -- 南京 : 江苏凤凰科学技术出版社 , 2017.9
ISBN 978-7-5537-8500-4

Ⅰ . ①养… Ⅱ . ①北… Ⅲ . ①养生（中医）Ⅳ .
① R212

中国版本图书馆 CIP 数据核字 (2017) 第 166847 号

养生堂名医教你长寿经

著　　　者	北京电视台《养生堂》栏目组	
责 任 编 辑	樊　明　倪　敏	
责 任 校 对	郝慧华	
责 任 监 制	曹叶平　方　晨	

出 版 发 行	江苏凤凰科学技术出版社
出版社地址	南京市湖南路 1 号 A 楼，邮编：210009
出版社网址	http://www.pspress.cn
印　　　刷	北京旭丰源印刷技术有限公司

开　　　本	718mm × 1000mm　1/16
印　　　张	14
字　　　数	200 000
版　　　次	2017 年 9 月第 1 版
印　　　次	2017 年 9 月第 1 次印刷

标 准 书 号	ISBN 978-7-5537-8500-4
定　　　价	39.80 元

图书如有印装质量问题，可随时向我社出版科调换。

《养生堂》与您一生同行

北京卫视《养生堂》栏目自 2009 年 1 月 1 日开播以来，便深受广大观众的喜爱。也正是观众们每天 17:25 在电视机前的忠实守候，给了栏目组一路砥砺前行的信心和勇气。经过 8 年的风雨洗礼，如今我们可以骄傲地宣称：《养生堂》已经成为中国最大的健康养生普及课堂之一。它影响着、引领着、改变着亿万中国人的健康观念与生活方式，为推进"健康中国"的国家战略发挥了积极作用。

8 年来，《养生堂》始终将"献给亲人的爱"作为栏目的核心宗旨：不仅要为观众带去健康常识，更要像对待亲人一样，帮助观众树立健康的生活理念，传递积极、乐观的人生态度。也正是这种家人般的情感共鸣，让《养生堂》不同于其他养生节目，能够在理性的医学分析中，渗透进满满的爱与正能量。

2015 年 9 月 18 日，《养生堂》录制了一期"关注阿尔茨海默病"的特别节目。开场时，主持人悦悦特意将姥姥留下的戒指戴在了自己手上——她的姥姥就是因为阿尔茨海默病去世的。而本期嘉宾，来自北京中医药大学的国家级名老中医田金洲教授，也是因为母亲逝于阿尔茨海默病，而将毕生精力投入到相关领域的研究中。正是我们节目组成员以及医疗专家所一直秉持的同理心，让《养生堂》成为一个有温度、有情怀的节目。

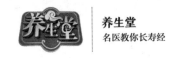

当然，只有温度和情怀是不够的。《养生堂》一直将权威性、科学性、普及性和公益性作为节目的四大立足点。

权威性是《养生堂》栏目的品质保障。在医疗专家的准入机制上，《养生堂》将健康类节目规定的专家标准不断提高，主讲嘉宾从三甲医院副主任医师，一路提升到科室主任和学科带头人。8年来，《养生堂》共邀请了全国权威医疗专家上千人，重磅推出的"院士系列、院长系列、中华医学会主任委员系列、国医大师和国家级名老中医系列节目"都受到了极大关注。

科学性是《养生堂》栏目的生命基础。养生类节目关乎生命健康，为此，我们坚持与权威医院合作，追踪最新的科研成果，介绍最前沿的医疗技术和手段。我们常年紧密合作的医院涵盖协和医院、北京医院、中日友好医院、阜外医院、安贞医院、北京大学第一医院、解放军总医院、北京中医医院、中国中医科学院附属医院等多家三甲医院，它们既为栏目提供了专业而稳定的专家资源，也保障了节目内容的科学性。在这个基础上，栏目组依旧坚持深入采访，多方求证，力求得出最可信的结论。我们坚信：赤诚的医者仁心，唯有严谨的科学精神可以承载。

普及性是《养生堂》栏目的制作标准。我们把"听得懂、学得会、用得上"作为节目制作的"九字宝典"。每一期选题我们都要考虑观众的普遍需求，和主讲专家反复沟通内容，在呈现方式上最大限度地融合专家讲解、病例分析、科学实证、动画演示、道具展示以及体验互动等手段，试图将深奥的医学知识"翻译"成观众一看、一听就懂的电视语言。这一制作过程复杂而艰辛，但一想到观众观看节目时豁然开朗、有所收获的表情，我们便甘之如饴。

公益性是《养生堂》栏目的天然使命。我们积极与国家卫计委、北京市卫计委合作，结合疾病防治日陆续推出了"爱眼日、爱耳日、防治高血压日、防治肥胖日、防治结核病日、护士节"等特别节目。同时，我们每期的主讲嘉宾都是"零片酬"出镜，他们把《养生堂》当成公益讲座，和我们共同维护着

《养生堂》的公信力和美誉度。

付出总有回报，坚守创造奇迹。随着名气和口碑的不断提高，《养生堂》栏目的观众群体也日益壮大，仅是 2015 年一年就拥有 7 亿次的累计收看人次。《养生堂》官方微博、微信每天收到的留言也有数千条。不少观众表示：早已将看《养生堂》当做每天的"健康功课"，各种节目笔记已经记了数十本。这些热心观众的反馈对《养生堂》栏目组而言，既是莫大的鼓励，也是沉甸甸的责任。

时至今日，我们发现，仅仅将《养生堂》视频节目做好已远远不够。为方便广大观众朋友更便捷、系统、深入地学习《养生堂》节目中的养生知识，我们依据社会热点和观众焦点为，将 2000 多期的《养生堂》节目去粗取精，重新优化，并组织权威专家整理编写成书。

这套《养生堂》书系涵盖视频节目里的所有优质内容，包括：顺时养生、大病防治、三高、心理健康疾病以及营养、保健、运动等相关知识。这本《养生堂名医教你长寿经》讲的正是广大观众、读者最为关心的长寿养生之道。对健康伤害最深的大病如何防治？严重降低生活质量的顽疾如何根除？身体里的毒素如何排出？情志上的困扰如何安抚？只有逐一解决了这些重大问题，我们才能真正做到健康常驻，益寿延年。

我们渴望将最权威的养生知识以最通俗易懂的方式带到读者身边。因为《养生堂》传递的不只是健康知识，更是人文关怀。希望我们可以通过《养生堂》节目和这套书，陪您一起穿越人生风雨，在健康的道路上安稳地走下去。

北京电视台《养生堂》

2017 年 9 月

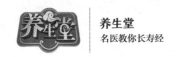

目录

第二章 **顽疾良方：让你不再负重前行**

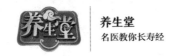

致命数字: 不得逾越的关键指标

第四章 排毒祛毒：让生命通道不再拥堵

第五章　情志养生："七情"致病亦治病

第六章 **药食同源:长寿的根本还是"吃"**

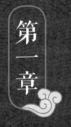

第一章

大病防治:
消除影响长寿的最大隐患

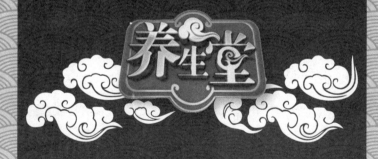

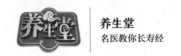
小秘方大疗效，高血压与冠心病的调理与急救

　　高血压与冠心病都是现代人常见的慢性病，其中高血压与冠脉粥样硬化的形成和发展关系密切，因此需要同时调理。冠状动脉是心脏运转的命脉，如果它堵塞了，心脏没了动力来源，就会跳动失常，甚至出现"罢工"，危及生命。所以，我们要密切关注身体出现的风吹草动，多掌握一些急救手段，以防不测。

健康候诊室

高血压服药有讲究

　　悦悦："高血压是很常见的一种慢性病，为了治疗高血压，许多人都需要长期服用降压药。问一下两位老师，在服药上，有什么要叮嘱大家的吗？"

　　陈文伯："对肝肾有损害的药尽量不要吃，因为如果肾出了问题，比高血压还难办。比如高血压肾病、糖尿病肾病等，就比较难治了。"

　　陈新："是的，有句话叫'诸病皆聚于肾'，任何疾病如果不及时治疗，最后都必损肾脏，到了肾脏这儿基本就到头了。"

　　悦悦："所以，高血压患者吃药时一定要多看看说明书，看看药物是否会造成肝肾损害。"

陈文伯："没错，吃药时可以多问问医生的意见。因为很多药是有副作用的，服药前看说明书很有必要。有位河南的老人来找我看病，就是因为没有认真看药物说明书。"

这位老人因为高血压已经吃了二十年的药了，并患有皮肤病，得了硬皮症。肚子、胳膊等处的皮肤特别硬，捏都捏不动，像木头一样。他说在当地看医生、吃药没有效果，所以特意来北京找我，想开点中药吃。后来，我给他开了点药，他吃完后有点效果，但却不够理想。我让他下次就诊时把正在吃的降压药也带过来，结果他带了四种降压药，每种药的说明书上都写着"可致皮肤病，最后导致硬皮症"。所以，我建议他跟西医大夫商量下，换上不伤害皮肤的降压药，否则他一边吃降压药，一边伤害皮肤，导致硬皮症，我们这边也没办法治。

陈新："吃药除了要看说明书，最重要的是持之以恒。不管是高血压、冠心病之类的慢性病，还是女性的痛经等常见病，都要坚持服药，才能有稳固的效果。"

悦悦："我身边就有不少高血压患者平时不服药，等到感觉头晕时候才开始服药。"

陈新："等到头晕时，血压一般都比较高了，这样做是很不健康的。慢性病患者本身体内相应的脏器已经逐渐衰弱了，不规律服药不但会令血压出现较大幅度的波动，还会加重对脏器的损害，弊大于利。所以，医生都强调要长期、规律地服药。"

陈文伯："另外，在服药时间上也有讲究。有的人早晨起床后，先出去跑步或进行其他锻炼，等回来吃早饭后再吃降压药，这也是不对的。有高血压病史的人，尤其是老年人，要记住：起床时不要过猛，否则可能会引发脑血管疾病，要慢慢起床，先坐一会喘喘气，等气调匀了，再起床。起床后倒杯温开水，先把降压药吃了，之后再去活动、吃饭，这样才能避免意外发生。"

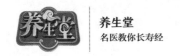

名医会诊

陈文伯 ｜ 国家级名老中医，教授，主任医师，北京鼓楼中医院原院长

陈　新 ｜ 陈文伯学术传承人

冠心病的调理与急救

中医治疗冠心病

　　冠心病，从字面上看，是指冠状动脉出了问题引起的心脏病。心脏依靠冠状动脉和其分支来输送氧气和养分，如果这里堵塞了，心肌就会缺血、缺氧。冠心病在中医临床属胸痹的范畴，在治疗上讲究"宣痹通阳"。就像马路上出现了交通堵塞，车也没办法走了，只有将堵塞之处疏通了，后面的汽车才能开过去。

　　治疗冠心病时，除了宣痹通阳，还非常注意温通肾阳。有人可能要问，明明是心脏的问题，为何还要去调肾呢？这就要从心与肾的关系谈起了。中医将肾称为五脏六腑之本，"受五脏六腑之精而藏之"，也就是说五脏六腑的精华都藏在肾这儿。如果一个人肾阳不足，就不能鼓动五脏的阳气，阳气虚则心气不足，心阳不振就会导致血脉不畅，最终导致冠心病的发生。而且，如果肾阳虚久了也会影响到脾，脾的运化失常又会导致气血生化不足，这又会加重冠心病的症状。所以，调理冠心病时，我们既要宣痹通阳，也不能忽略了肾，只有这样，才能解决好气滞、痰阻、寒凝、血淤等一系列的问题。

　　治疗冠心病，虽然病位在心，但宣痹只是治标，其本仍在肾。冠心病患者大多也肾阳不足，所以在治疗时要以温通心阳和温补肾阳为主。

上推内关穴——心脏病发作时的急救法

有一次，我跟爱人去银行取钱。结果她去拿号时，不小心被地板上的脚垫绊了一下，重重地摔在地上。我赶紧问她："怎么样啊，能不能起来？"结果她不说话。我爱人年纪大了，有冠心病、高血压，可别再摔坏了。我一摸她的脉，脉沉细，微弱，出门时我们身上都没有带速效救心丸和硝酸甘油。这可怎么办呢？当时，我用的急救法就是往肘部的方向推内关穴，反复推了几次，她才缓过气来。

内关穴属于心包经上的穴位，可以补益气血。如果心脏病突然犯了，身上又没带药时，可以上推内关穴来救急。

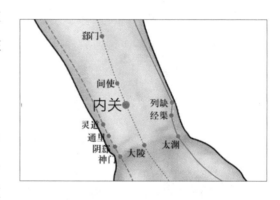

内关穴位于掌横纹上 2 寸，掌长肌腱与桡侧腕屈肌腱之间。我们如何才能准确找到内关穴呢？可以握住拳，手腕上会出现两根筋，内关穴就在这两根筋的中间，距离手腕 3 横指的地方。比如，如果想找右手的内关穴，就可以把左手的食指、中指和无名指并拢，将无名指搭在右手腕横纹上，这时右手食指和左手手腕交叉点的中点，就是内关穴。

操作时，要用大拇指从内关穴处向肘窝方向推，反复多次，以防不测。

健康自修课

治疗心脑证，别忘了调肾

治病还是治"证"？

我们常说"治病治病"，然而在《黄帝内经》看来，"治病"其实治的

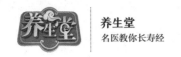
不是病，而是证。这里首先要区分的是"证"和"症"，由于年湮代革，现代人往往"证""症"不分，所以用"症"来解释"证"的现象非常普遍。其实，症与病同义，而证则是病的证候，是疾病发展过程中机体整体的动态及病态反应，包含了病的病因、病位、病性及正邪双方力量的对比，是疾病本质的具体体现。

举个例子，感冒时出现畏寒、发热、流涕，且脉浮紧、苔薄白，诊断为外感风寒，此时症就是"畏寒、发热、鼻涕流清"这些身体表现出来的感冒的症状；而证是证候，是"辨证"所得到的结果，即"外感风寒"。

总体来说：病（症）是证的外延，证是病（症）的内涵，一病可见多证。因此我们治病、养生不光要看具体的"病"，也要在意背后的"证"，也就是说：治病要治本。

治疗高血压？先调肾！

中医将高血压归为眩晕的一种。传统中医认为，眩晕的病位主要在肝经，是由肝风内动造成的。比如肝气起急，就会烦躁，高血压的表现也是心烦急躁，见什么事心里都很烦。而且血压一上来，还会头晕目眩。所以，传统中医都是用平肝清热的方法来治疗高血压的，但用了相应的药之后，高压很快就降下来了，但低压却降不下来。

这是因为中医讲究"肝肾同源"，肝主血，肾主精。肾为水脏，水如果亏损了，属于木脏的肝缺乏滋养，也要得病。只有先养肾阴，滋肾水，利用"滋水涵木"的原理，才能使肝火彻底降下来。所以，在治疗高血压等疾病时，若需要清肝热，一定要同时滋肾阴。肾气足了，问题解决起来就会很快，而且不容易留后遗症。这就是典型的"治病要治本"。

另外，养肾是中医养生的核心内容之一。《黄帝内经》中提出"人始生，先成精"，说肾精为人体生命之本。到了明代，张景岳确立了以"肾"为核心的人体科学理论体系。肾为先天之本以生发，脾为后天之本以荣养。肾为生气之源，肾精不仅藏五脏六腑之精气，也是人体五脏六腑精气的生发之源。因此，肾可谓是五脏六腑之本。现代医学中，基因组学的问世和发展也进一步证实人体"肾精"的重要作用，揭示了肾为人体生命之本的内在规律。

养生千金方

降压茶饮方，烦闷去无踪

很多人知道高血压跟肝有关系，治疗高血压要清肝热，但从五行学说上来看，肾属水，肝属木。树木的根系一定要扎到土壤中去汲取水分，如果水分不够，不能涵养树木，树木就容易干枯。只有肾水充足，肝木才能长得茂盛。所以，我们要"滋水涵木"，通过养肾阴、滋肾水来降肝火。

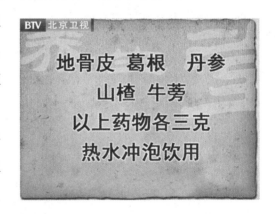

在这里给大家介绍一个降血压的茶饮方，通过临床上的观察，这个药方对85%以上的高血压患者有效。这里面用到了5味药：地骨皮、葛根、丹参、山楂、牛蒡。将上述药材各取3克，热水冲泡饮用。

地骨皮是枸杞的根皮，它可降压、降脂、降糖，有"三降"的作用。中药方剂配伍讲究君臣佐使，地骨皮是入肾经的，而肾为生命之本，所以地骨皮在这里是君药。葛根是野葛的干燥根，它可以降血压，扩张冠状动脉，并且还有降糖作用。丹参是活血的药物，它对女性有调经养血作用，但是用在这里的目的是活血化瘀、降压降脂。葛根和丹参在茶饮方中充当臣药的角色。山楂是本方的佐使药，不仅降压降脂，还有活血化瘀的作用，其中，山楂蒂

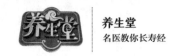

的强心作用比一般的强心药效果还要好。山楂的好处有很多，但如果有胃酸过多或胃溃疡的患者就不能吃了。

平时血压高、胸闷、气短的患者，就可以服用这几味药沏的茶饮。大家可以把这些药都放在保温杯内，用开水冲泡，冬天泡30分钟，秋天25分钟，夏天则20分钟就够了。早饭后喝一杯，午睡后再喝一杯，晚饭后溜达回来再喝一杯。第二、三次沏的时候，可以少泡几分钟。这样一天喝三杯，几个月下来，通常能收到不错的疗效。

麝香止痛酒，缓解心绞痛

麝香止痛酒，顾名思义，这种药酒是用来止痛的。说到这种药酒，还要从20世纪50年代末的一次卫生部的工作会议谈起。当时，时任卫生部部长的李德全提到，肝癌患者的疼痛问题很严重，如果中药有简便的方法解决一下就好了。听者有意，年纪尚轻的与会者陈文伯一直把这个问题记挂在心上。到了20世纪80年代，中医院成立急诊室时，陈文伯终于配好了用来止痛的药酒。当时，药酒主要用来帮助缓解癌症、风湿、类风湿、痛风、外伤等疼痛性的疾病。后来陈文伯他们发现，这种药酒对于缓解冠心病引起的心绞痛的效果也很不错。

现在就来教大家配制这种麝香止痛酒。准备麝香1克，草红花10克，血竭、乳香、没药各3克，川乌、草乌各2克，川芎9克，丹参、苏木、七叶草、土元、地龙各10克，加入55～65°的酒浸泡（如二锅头），酒要没过中药。酒的标准配量是200毫升，若无法将药全部浸没，可以适量多加

> **BTV 北京卫视**
>
> **麝香止痛酒**
> 麝香1克 草红花10克
> 血竭、乳香、没药各3克
> 川乌、草乌各2克
> 丹参10克 苏木10克 七叶草10克
> 土鳖虫10克 地龙10克 川芎9克
> 56°～65° 白酒200毫升

点。然后密封，置于阴凉干燥处。每天摇动 3 ~ 5 次，让药材的成分析出。1 ~ 2 个星期后，就可以拿出来使用了。

需要注意的是，这种药酒不是用来喝的，而是用来外涂的。每次涂抹 10 毫升左右，可以涂在前面提到的内关穴上，涂完再向上推。也可以涂在膻中穴上，膻中穴在两肋间的心口窝上，急救时可以从此处向上推 50 ~ 120 下。如果因为情况紧急，一时找不到穴位，可以把心脏处的前胸、后背都涂上，急救效果也不错。麝香止痛酒有极强的镇痛作用，不但能用于心绞痛的急救，还对由癌症、痛风、跌打损伤等疾病引起的疼痛有一定的效果。

最可怕的疾病，最实用的疗方

　　近年来，我国癌症的发病率迅猛上升，很多人"谈癌色变"。但患上癌症就等于宣告死亡吗？其实，根据医学上的统计概率：有1/3的癌症可以通过早期发现、早期治疗而治愈；1/3的癌症可通过治疗延长生命。因此，癌症并没有大家想象的那样可怕，关键是养成定期做防癌体检的好习惯，防患于未然。

健康候诊室

癌症为何频频高发？

　　悦悦："李开复大家都认识吧？"

　　观众："认识！好像很有名也很有钱！"

　　悦悦："虽然有名又有钱，但在疾患面前，却和我们没有区别。李开复前几年就突然查出了淋巴癌。他不得不放下手中繁重的工作，专心治病。他还在微博上发感慨：世事无常，生命有限，原来，在癌症面前，人人平等。"

　　观众："原来这么厉害的人也会得癌症！我还以为他们都有自己的营养师，身体都调理得很好呢！"

　　悦悦："防癌需要的可不只是营养。英国癌症研究机构近日预测：由于人们越来越长寿，患癌症的风险也随之增加，预计到 2027 年，每两个男性中，就有一个有患癌的风险。这个比例太可怕了，咱们来问问肿瘤专家团是如何看待这个问题的。"

赵东兵："癌症的发病率确实在上升。而且，有些在发达国家比较常见的肿瘤，如今在我们国家也慢慢多了起来；而那些在发展中国家常见的肿瘤的发生率，我们也没有下降。就目前的形势来看，我国未来肿瘤的发病率还会更高。"

悦悦："为什么现在癌症的发病率会越来越高？是由哪些因素造成的呢？"

金晶："导致癌症高发有一个客观的原因，就是人们的寿命随着生活水平的提高也在不断地延长。所以，有些老年时容易得的肿瘤，比如说男性的前列腺癌、女性的乳腺癌等，其发病率也会增高。"

王子平："还有一个因素，那就是患者的心情。心情的改变可以影响到身体的各个系统，包括免疫系统、精神系统等。早在 100 多年前，国外的研究就已经发现，一个人的心理状况可以影响到癌症的发病。所以，心理问题也是癌症高发的一个重要因素。"

悦悦："我以前也听别的医生讲过，如果一个人一直心情不好，或者压力很大，身体就会长期处于慢性应激的状态，这会影响到我们的免疫系统，导致肿瘤细胞的出现。"

赵东兵："没错，情绪和心情是非常重要的。比如说，在女性患者身上比较常见的是乳腺癌。刚刚接触这类患者时，你会发现患者自己也在纳闷：为什么会患上癌症呢？感觉自己各方面都挺注意的。但是接触多了就会发现，患者在几年前甚至十几年前，可能出现过比较严重的精神创伤。这种创伤让她一旦回想起当初，就会心情抑郁，这样长期下来就会影响身体健康。所以，在预防癌症这个问题上，心情的舒畅、情绪的稳定都很重要。"

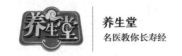

名医会诊

王子平 | 中国医学科学院肿瘤医院内科教授

赵东兵 | 中国医学科学院肿瘤医院腹部外科副主任

金 晶 | 中国医学科学院肿瘤医院放疗科副主任

三大防癌实用妙招

癌症其实是一种民间的通俗说法，它泛指所有的恶性肿瘤。恶性肿瘤的英文名为cancer，这个词汇的本义为"螃蟹"，这是因为肿瘤细胞的膨胀、扭曲，很像横行霸道的螃蟹。人们之所以"谈癌色变"，是因为恶性肿瘤的生长速度通常比较快，而且还有侵袭性及向远处扩散和转移的性质，如果没能及时有效地控制，可能会导致死亡。

癌症的出现不是一朝一夕的事，所以我们在抗癌的道路上也要坚持，不管是在生活方式还是饮食习惯上，都要养成好习惯。

保持健康的体重

在预防癌症上，建议大家要格外关注自己的体重，千万不要以为年纪大了，体重增加是一件正常的事。身体的过度肥胖或消瘦都可能增加癌症发生的风险，可通过建立和坚持健康的饮食方式，将体重稳定在一个健康的数值上。保持健康的体重不但能预防癌症，并且对其他的慢性病也有预防作用。

食物多样化

有一种说法是，1/3的癌症都是吃出来的，虽然有夸张的成分，但是"病从口入"这一点确实是有道理的。一部分的消化道的肿瘤，比如说食管癌、胃癌、肠癌，均与饮食关系密切，所以很多科学家或是医学工作者，就设想能否从某种食物中发现能够抗癌、治疗肿瘤的物质或者是合成一种药物。有些饮食可能确实与肿瘤的发生有相关性，但是如果说食物能治疗癌症，这方面的支持性证据还不足。

因此，建议大家在饮食上，不要因为某种食物可能对癌症有预防作用，就只吃那一种。饮食上要多样化，不能只吃一两种，也不要吃得特别饱。

以李开复为例，他患癌后积极治疗，均衡饮食，经过17个月的治疗和调理，终于战胜了淋巴癌。他曾公布过自己的饮食原则，就是着重于四大类食物的均衡：

1. 多吃蔬果、全谷类、海产品、低脂或无脂食品，以及豆类、坚果等。

2. 少吃红肉和加工过的肉类。

3. 糖是公认的对身体不好的食品，也是癌细胞最爱的养分，少吃甜食、含糖饮料。

4. 每天喝一杯红葡萄酒，因为红酒里面的白藜芦醇可以抑制不当的血管增生，阻绝癌细胞扩张。

情绪调整

研究发现，经常运动的人在运动中和运动后，情绪会变得非常愉悦。大家可能也会有这样的体验，踢场足球、打场篮球，或者老年人跳个广场舞，虽然身体有点累，但是心情会变得很好。因此，建议大家平时要适量运动，这样既能控制体重，又能愉悦心情，可谓一举两得。

仍以李开复为例，他患癌后坚持以下几项运动，辅以饮食调理，对情绪的改善效果显著：

1. 每周爬山2～3次，爬山时至少做到一半时间头脑处于放松的状态。

2. 做瑜伽或甩手功，每周2～3次。

3. 能走路就走路。

4. 做些有趣的运动，比如 Kinect（体感游戏）。

5. 每周 2 次按摩，让经脉血液疏通。

其实不光是在防癌上，在癌症的治疗过程当中，心理治疗也是不容忽视的。这个心理上的治疗可能来自于医生的专业建议，也可能来自于家庭的亲情支持，或者是朋友的帮助。很多人只有在得了癌症之后，才开始珍惜生活，让自己慢下来，静下来。这种态度的转变，对癌症的治疗来说其实是积极的，但我们更倡导大家在患癌之前就注意改善生活质量，释放无谓的情绪压力，开心健康地过好每一天。

需要注意的是，睡眠质量对心情的影响是巨大的。但如何保证一个良好的睡眠呢？这里为大家推荐的是李开复总结的五个优质睡眠诀窍：

1. 睡前不要安排费时费力的工作。

2. 设定一个停止工作的时间，睡前加班，远不如第二天早起再做效率高。

3. 记录每天睡觉和起床的时间，养成健康的睡眠习惯。

4. 不要因为失眠而感到压力大，放松最好。

5. 睡眠的质量比时间更加重要，让自己处于舒适的状态。

总之，对于癌症的预防，我们可以从生活方式、饮食习惯等方面进行调整。另外，如果是中老年人，尤其是过于肥胖者或有吸烟、喝酒等不良习惯及有家族病史的人群，还要定期进行身体检查。一旦罹患癌症，能够确保早发现早治疗，这样对于预后也非常有好处。

健康自修课

与"魔鬼"共舞，切莫过度治疗

得了癌症，还能活多久？这是癌症患者及家属最关心的问题之一。根据医学上的统计概率：1/3 的癌症是可以通过早期发现、早期治疗而治愈的；

1/3 的癌症则能通过治疗减轻痛苦，延长生命。所以面对癌症，最好的对策应该是积极配合医生进行治疗，可以悲伤，但不能坐以待毙。

癌症患者与医生的第一愿望都是把癌症赶跑，让身体恢复健康。相对而言，有些癌症确实好治一点，比如皮肤癌、前列腺癌、乳腺癌等。但是也有不好治的癌症，比如胰腺癌、肝癌、肺癌等。还有些癌症，比如胃癌、食管癌、直肠癌等，可以在不同的病期进行综合性的治疗，也能达到治愈或延长寿命的目的。癌症早期的患者治疗起来就相对容易，治愈的希望比较大。而癌症中晚期的患者，也可以通过相应的治疗，延长寿命，保证生活质量。癌症是一种慢性病，经过治疗，很多患者甚至可以"与癌共舞、带癌生存"，这也是医生和患者希望能够达到的状态。

癌症患者及家属常常希望能有一种灵丹妙药，可以尽快治愈疾病。这种心情可以理解，人都有求生的本能，但是在治病的过程中，一定要注意过度治疗的问题。尤其是很多晚期的肿瘤患者，各种治疗方法都想试一下。其实，很多治疗方法是有创的，可能患者本来可以活半年，但因为一直折腾，最后连一个月都撑不下去。

有的人说，只要有一口气，就要做化疗，"生命不息，化疗不止"，其实这就是一种过度治疗。治疗的时间、用药剂量、疗程的长度都要契合病情才行，不是化疗的时间越长就越好。比如，以前治疗肺癌晚期的患者，一般会做 4 ~ 6 个周期的化疗。但随着新药的发展，有些药物高效低毒，那么就可通过延长治疗时间，来延长患者的生存时间。像这样的治疗，虽然化疗时间相对长了很多，但因为是根据用药重新做的调整，因而就不属于过度治疗的范畴了。此外，还要警惕那些号称"神医"，有"秘方"，可以"包治"的广告，切忌病急乱投医。

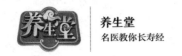
养生千金方

专项检测，让"死神"无处敲门

癌症的种类很多，一种癌症又有很多种类型，一种类型又可以分很多期，所以要想不让癌症影响生命，最好的办法就是早发现、早治疗。有 1/3 的癌症通过早发现、早治疗可以治愈。如果能定期做防癌体检，早点发现，任何癌症都可以得到很好的治疗，甚至治愈。

不过，有的人年年做体检，可是等发现患有癌症时已经到了中晚期。人们不禁纳闷，为何年年体检正常，还会患上癌症？中国医学科学院肿瘤医院的赵东兵副主任认为，这主要有两个原因。一是大家平时做的体检叫健康体检，这样的普通检查不等于癌症筛查，也许能发现乳腺癌、宫颈癌，但是有些肿瘤发展得比较快，所以难以察觉。二是体检机构的水平存在一定的差异性，检查仪器是一样的，但有经验的医生和经验少的医生看出的结果可能存在差别。当然最主要的是，如果真的想做肿瘤方面的检查，应该去找专门防癌的体检部门。

举个例子，肺癌的发病率和死亡率一直很高，它的早期发现、早期治疗是降低病死率、提高生存率的重要途径。但是如果用普通的胸片（X 线片）去做筛查，找出来的患者相对病期会比较晚。不过现在国际上的研究发现，用低剂量的螺旋 CT 做筛查时，可以使更多的患者发现早期病变。与普通的胸片筛查相比，这项检查可使患者的死亡率降低 10% ~ 20%。

吸烟的人群属于肺癌的高危人群，他们每年都应该去肿瘤医院的防癌科做一次胸部低剂量螺旋 CT 肺癌筛查。同时，鉴于目前国内有些城市空气污染严重，40 岁以上的人群，有条件的也应该做这项检查。老年人则可以做个套餐式的防癌体检，包括甲状腺、耳鼻喉、胸部乳腺等，女性朋友还要加上宫颈检查。

防癌体检是一种物超所值、值得长期坚持的行为。如果受经济条件限制，没办法在每年进行全面的癌症筛查，可以选择地域高发或有家族遗传倾向的项目进行单项筛查，当然检查时宜选择正规的肿瘤专科医院。

当心！来自头颈部肿瘤的预警信号

　　人体头颈部解剖结构复杂，组织器官比较密集，因此发生肿瘤的概率相对较大。不过，头颈部的组织相对表浅，因此一旦出现肿瘤，更容易从外观上发现端倪。其实，肿瘤虽然可怕，但很多都是有早期信号的。只要我们提前加以了解，注意早期信号，就有机会很好地预防肿瘤的发生，至少也可以做到及时进行治疗。

健康候诊室

牙齿不好？可能是肿瘤信号！

　　悦悦："最近我看到这么一组数据，上面提到，牙齿脱落率高的人，其食管癌的发病率会比常人增加136%，头颈癌增加68%，肺癌增加54%。脱落的牙齿越多，癌症的发病率越高。牙齿不好，真的跟肿瘤有关系吗？"

> **BTV 北京卫视**
>
> **牙不好，癌症找上门！** 与健康人相比，牙齿脱落比率高的人，食管癌发病率增加 **136%**，头颈癌增加 **68%**，肺癌增加 **54%**。脱落牙齿越多，癌症发病率越高。

　　徐震纲："是的，肿瘤的发生、发展跟很多因素都有关，里面有着复杂的机理联系。大家可能会觉得我缺几颗牙，最多是咀嚼不便，怎么会跟肿瘤有关系呢？但是在我的职业生涯当中，这种情况已经遇见过很多次了。"

有一位大爷，他牙齿本来很好，但是突然在短时间内牙齿就松动了。他觉得既然牙齿松了，就去医院把牙齿拔了。可是拔完牙以后，他嘴里老渗血，一照镜子发现，拔牙的地方伤口老不愈合。到医院检查一看，发现拔牙的地方长出了肉芽。正常情况下，拔牙后一周，上皮愈合后就会慢慢长平。但是，他的不但没长平，还往外鼓，同时还容易出血。最后通过活体组织检查，证实他患上了牙龈癌。他的牙齿之所以松动，就是因为肿瘤的原因：牙齿脱落后，肿瘤继续往外长，这时候检查就容易发现了。

悦悦："那怎么办呢，要把肿瘤整个切下来吗？"

徐震纲："对，需要把肿瘤切掉。如果肿瘤扩散的范围比较广，还要把牙齿下的骨头也切掉，切掉以后可以用别的组织来修复。我们可以看出来，如果是头颈部的肿瘤，随着肿瘤的生长，脸上会鼓起来，甚至是脸皮被顶破，这种情况在临床上并不少见。"

悦悦："但是，如果大家不了解这些医学知识，就不会觉得这是肿瘤的表现。我以前听口腔医院的专家讲过，假牙有一个比较锋利的地方，如果总是摩擦口腔的某一块，反复引起口腔溃疡，最后也可能导致癌症。"

徐震纲："对，其实不光是假牙，即便是我们自己的真牙，如果牙齿长劈了，有尖锐的地方，长期刺激口腔一处，也可能导致长期溃疡，引发口腔癌。"

悦悦："口腔癌我了解过，它虽然发病总数少，但却十分危险。在我国，每年大约有1万人死于口腔癌。其中，只有60%的口腔癌患者可以活到5年以上。而如此可怕的口腔癌，可能仅仅因为一次没有及时愈合的口腔溃疡就滋生了。那这样的口腔溃疡有什么具体特征呢？与一般的口腔溃疡一样吗？"

徐震纲："不一样。我们很多人都得过口腔溃疡，它有自愈的倾向，一

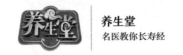

般不超过 10 天就会自己长好。但是，如果溃疡过了一个月还不好，那就要警惕了。当然，这也不是绝对的，严重的口腔溃疡，凹陷比较深的，可能也要一个月才能康复。"

悦悦："嗯，肿瘤有一些早期信号，我们不要大意，但是也不要过于恐慌。平时注意口腔卫生，在饮食上少吃'重口味'的食物，有溃疡时及时调理，能做到这些基本就能保证口腔健康了。"

名医会诊

徐震纲 | 中国医学科学院肿瘤医院头颈外科主任，主任医师，教授，北京抗癌协会副理事长，中国抗癌协会头颈肿瘤专业委员会副主任委员

淋巴结自我检测，癌症早发现

你了解淋巴结吗？

颈部是头面部和全身各处淋巴的重要汇总处，全身有 800 多个淋巴结，而颈部就有 300 多个。为什么这么多的淋巴结集中在颈部？我们知道，淋巴结是身体的健康卫士，而五官是全身暴露在外最长时间的部位，也是跟外界打交道最多的腔道，细菌感染、空气污染等不良的刺激因素在从五官通过颈部的淋巴通道时，容易引起炎症和感染，细菌也会顺着淋巴系统向全身传播。同时，颈部也是先天性畸形和肿瘤的好发部位。

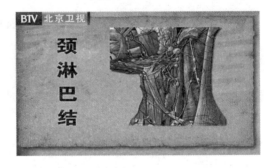

一旦感染上炎症，或者得了肿瘤，首先就会表现为淋巴结肿大。如果是炎症的问题，随着炎症的消退，肿大的淋巴结也会慢慢恢复正常。若是肿瘤，就会在此处恶性增殖而不消退。所以，我们门诊上因为颈部包块来看病的人特别多，而且绝大部分是从别处转移到颈部的肿瘤。

为了对颈部包块有更直观的认识，我们总结出了 3 个 70%。

1. 在颈部出现的包块中，有 70% 属于恶性肿瘤。

2. 在颈部的恶性肿瘤中，有 70% 是从全身其他部位的肿瘤病灶通过淋巴转移而来。

3. 颈部的转移病灶有 70% 来自于头颈部。

淋巴结自我检测

如何辨别颈部的包块是良性肿瘤还是恶性肿瘤呢？这与肿块的软硬度有关系。颈部有肿块的人，可以通过医生的触摸来感觉肿块的软硬度，由此推测颈部肿块的性质。当然，大家平常也可以通过自己的触摸来检查。

早上起床后，可以用左手贴着下颌一点点向右触摸脖子，之后再用右手

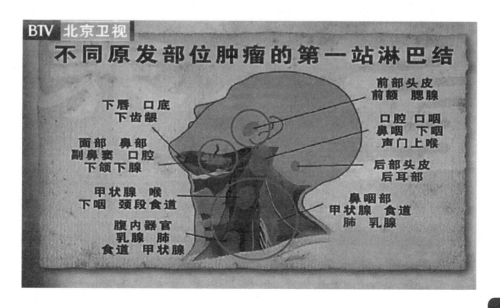

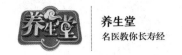

贴着下颌向左触摸脖子，若无明显凸起的疙瘩，一般就没有什么问题。检查的时候千万不要去掐、去捏，而要平着去摸。尤其是比较胖的人或爱喝酒的人要注意，掐着摸到的疙瘩实际上是皮肤组织的堆积，如果你把它误会成肿瘤，那可就是自己吓自己了。

同时，还可以将右手拇指放在喉结下的气管右侧，其余的手指则触摸左叶甲状腺，做吞咽动作，同时感觉一下有无包块滑过手指。同样的方法检查右叶甲状腺。如果能感觉到滑动的包块就要注意了，最好到医院做个彩超检查一下。

包块的软硬程度其实也好判断：软、中、硬，分别对应的是触摸嘴唇、鼻子、额头时的触感。其实，14岁以下的孩子经常能在脖子上摸出疙瘩来。不要觉得摸到淋巴结肿块就是出大问题了，如果它是软的，可能是感冒、发热等一些急性炎症引起的。随着炎症的消退，包块也会慢慢消失。还有一些包块是慢性炎症引起的，像血管瘤或其他囊肿一样的中等硬度，这样的包块长期没有变化。但是如果摸到的包块很硬，那就有可能跟肿瘤有关系了。当然，这种关系并不是绝对的，需要做详细的检查才能准确判断。

健康自修课

辐射致癌？关于辐射的真相

"辐射"这个看不见摸不着，却又存在于我们生活中的东西，常常会引起人的恐慌。有人说，经常用手机打电话，辐射会导致脑部肿瘤；有人说，CT照多了容易致癌；有人说，生活在高压电线下，容易让儿童患上白血病……关于辐射致癌的流言一波又一波。

究竟，辐射跟癌症有没有关系？要明白这个问题，首先要了解什么是辐射。从定义上来简单理解，辐射是一种能量传递方式，自然界的一切物体，只要在绝对零摄氏度以下，都会以电磁波和离子的形式向外放散。

真正跟癌症有关系的主要是核辐射。核电站本身是没有问题的，一旦核电站出现了核泄漏，危害就比较大了。核辐射是典型的电离辐射，它能破坏人体的生理组织，对人体造成伤害，而且这种伤害具有累积效应。

医学检查时照的 X 线片也属于电离辐射。我们曾经接诊过一个因过量照射 X 线片而患上癌症的患者。这名患者在一个研究所上班，12 年前，他不小心在放射装置开机的情况下进了房间，结果照射的剂量超标了，当时他整个背部和头部就像被灼伤了一般。12 年过去后，他患上了头皮癌和背部的皮肤癌。从这个病例也能看出，电离辐射对人们的正常的细胞是有伤害作用的。

看了这样的病例，你可能会担心，如果自己生病了，去医院做这些检查会不会有影响。首先大家要明白，医院检查时通常有 5 种手段：X 线片、CT、磁共振、B 超、核医学检查。其中，只有磁共振和 B 超是没有电离辐射的。成年人在做检查时，不要滥用 CT、X 线片，而对于小孩子则要尽量避免使用电离辐射的检查，可以选择磁共振或者 B 超。有的孩子得了肺炎后，三天两头地拍胸片检查，这样累计的辐射量将有害孩子的身体健康。

与电离辐射相比，还有一种电磁辐射，像手机、微波炉、电视、高压输电线等都是常见的电磁辐射源。当电磁辐射的磁场在高频率或超高频率时，电磁波会具有穿透力，可以对人体产生类似电离辐射的伤害。不过，我们生活中遇到的电磁辐射，一般达不到那么高的频率和强度。

那么，电磁辐射对身体有没有影响呢？实际上，它对身体也是有影响的，虽然不一定会造成肿瘤，但是在一定的频率和强度下，可能会引起身体其他地方的疾病，比如生殖系统的疾病、血液系统的疾病等。像我们打电话时，手机在接通瞬间释放的电磁辐射最大，其强度是通话时的 5 ~ 6 倍。所以，我们在手机刚接通时，应尽量离手机远一点。

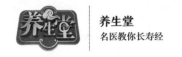

养生千金方

减少癌症发生的三个好习惯

很多人都不知道，在我们国家，每分钟就有 6 个人被诊断出患有癌症。这不是危言耸听，而是中国肿瘤登记年报上的数据。癌症的发生，与不科学、不合理的饮食习惯有很大关系。为了减少癌症的发生，我们给出了下面三条饮食建议。

一、不吃烧烤类食物

我们都知道烧烤是通过烟熏、高温烤制而成，不管你烤的是羊肉串、鸡翅，还是鱼、鸡心等，这些食物上都放了很多调料，而且烧烤到一定程度时都会有烤焦的部分。这些烤焦的食物中就含有苯并芘，而苯并芘属于强效致癌物质。

一位 19 岁的南京某高校女生，因为酷爱烧烤和麻辣烫，而导致了舌癌的发生。起初，她的舌头上只有一个破口，但一直不愈合。她以为是天气干燥且喝水太少引发的溃疡，没有在意，仍保持着原来的生活习惯：麻辣烫、烧烤不离口。但让她万万没想到的是，这个溃疡竟然持续了三个月，而且越来越大。等到她妈妈带着她到口腔医院检查时，才发现已经是舌癌中晚期。最终，医生将她的舌头从中缝处竖着切除，直接把破口及其周边安全范围外的部分舌头切掉，并用其手腕部的皮瓣做成新舌。整个手术耗时约 8 小时，虽然非常成功，但她却只有半边的舌头可以品出味道了。

烧烤、麻辣烫不仅温度高，而且又麻又辣，口味很重，对舌头和口腔的影响很大。另外，这位女大学生的牙齿有牙列拥挤的情况，下牙内倒更导致了牙齿长时间与舌头发生摩擦，舌头出现破损不易愈合。这些因素最终造成了舌癌的发生。

二、饮食不要过烫

咱们中国人在饭桌上都喜欢"趁热吃"，但是也要注意，食物的温度不宜太高。我们曾经到河南的林县做调查，那里是食管癌的高发区。我们看到当地的老百姓吃面条时，都是面条一出锅就吃上了，就像陈佩斯在小品《吃面条》里演的一样，滚烫的面条吸溜着就进了肚。滚烫的食物不仅会灼伤食管，还会灼伤口腔黏膜，这也是诱发肿瘤的一个重要因素。

很多人没有意识到，我们对食物温度的耐受是一个过程。就像泡脚，如果一开始就把水温调到 50 ℃，脚就很难放到水里；但如果开始的温度是 30 ℃，再慢慢加热到 50 ℃，我们就感觉没那么难以接受了。口腔也是如此，医学研究表明，体温在 37 ℃左右的情况下，口腔和食管的温度多在36.5 ~ 37.2 ℃，最适宜的进食温度是 10 ~ 40 ℃，一般口腔和食管耐受的最高温度为 50 ~ 60 ℃。当我们感到很烫时，食物的温度多在 70 ℃左右。不过，如果是经常食用热食的人，在温度很高的情况下也不会觉得烫。但"感觉不烫"和"没有受伤"是两回事，我们在进食 75℃左右的热食、热饮时，娇嫩的口腔、食管黏膜就会发生轻度灼伤，灼伤的黏膜表层通常会及时脱落、更新，肌底的细胞也会迅速增生、更新、补充。但若是长期习惯热食，细胞更新、增生的速度异常加快，就会发生不良病变。

因此，我们吃东西时，千万不要急切地"趁热吃"。实验表明：要降到安全温度，炒菜在出锅 8 分钟后；蒸馒头在 4 分半左右；炸红薯用时约 3 分半；煮的汤品用时最长，在 10 分钟左右。除了热食，热水也要放一放再喝。有人得了口腔溃疡后会特意去喝特别烫的水，认为这样可以消毒杀菌。其实，过热的水不但不能杀灭溃疡面的细菌，反而会对溃疡面带来不良刺激。

三、不要过量饮酒

虽然我们一直在强调适量饮酒，不要过量，但还是有很多嗜酒之人不把这句话当回事。我们曾经遇到过一位不到 40 岁的特殊患者，他因为工作比

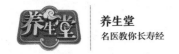
较苦闷无聊，每天都会抽烟喝酒。喝酒喝到什么程度呢？他每天早上起来要喝250毫升白酒，一天的白酒摄入量至少是750毫升。即便渴了也不会喝水，而是喝啤酒。结果呢，没两三年，他就得了口腔癌。当时，肿瘤发现得并不是很晚，做个手术就能切除。但是他因为酗酒过度，肝功能损害得很厉害，凝血功能不足，一旦开刀手术，可能血流不止。没办法，只能让他去接受放射治疗。

所以，再次提醒大家：生活要有规律，再喜欢喝酒，也要懂得饮酒有度。

防胜于治，
细节里藏着"魔鬼"

对于肿瘤患者而言，最后悔的就是在自己身体已经发出各种肿瘤信号时，没有多加留意，失去及时逃离深渊的机会。每种顽疾都有自己的特点，它们在发生前一定会留下各种蛛丝马迹，尤其是已经被研究多年的各种肿瘤，它们的征兆都是被无数案例印证过的。如果不能从中吸取教训，那下一个"悲惨案例"，就会是我们自己。

健康候诊室

你的身体细胞正常吗？

悦悦："今天一上来，要请大家欣赏几张特殊的摄影作品，大家来猜猜摄影师拍的是什么？"

观众："这个应该是人体的细胞吧。"

悦悦："对！就是细胞。人体太奇妙了，尤其是做了几年《养生堂》节目后，我

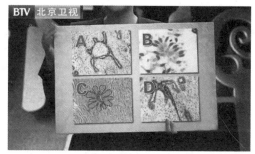

发现人其实就是一台世界上最精密的仪器，人的每一个组成部分，甚至每一

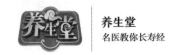

个小分子都是那么的精妙。就像这几个被放大无数倍又经过染色的细胞，看起来是不是很美？"

观众："美是美，但感觉好像不是正常的、健康的细胞。"

悦悦："确实，你这么一说，我看它们也美得有点诡异。具体如何，我们还是请专家来给我们来讲解。"

杨跃："这些确实是我们的人体细胞，我们病理科的专家每天12个小时左右的时间都是花在用显微镜观察这些细胞上，看看有秩序的细胞里有没有混进那些没有秩序的，我们老百姓叫'加塞'的，或者是奇形怪状的。"

悦悦："就是那些加塞的奇形怪状的细胞导致了我们的各种疾病吧？"

杨跃："是的，病理科医生正是通过这些特殊的细胞来发现肿瘤或者肿瘤前病变的。通常情况下，我们身体里肯定是正常的细胞居多，但也有一些鱼目混珠的。我们以肺组织细胞为例来给大家展示一下。"

悦悦："这个我也能看出来，正常的肺组织细胞颜色看起来都差不多，分布也比较均匀；不正常的肺组织看起来简直就像一块五花肉。"

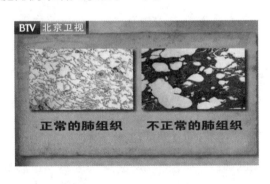

杨跃："是的，左边正常的肺组织能看出来有一个个泡泡，那些泡泡就是跟大气接触，然后交换气体的地方。而那些红线似的边界，就是围着泡泡的血运血管。右边不正常的则是肺组织细胞的癌前病变状态。当我们的肺反反复复发炎，或是反反复复受到外侵的话，就会形成这种逐步走向癌细胞的中间状态。虽然还不是真正的癌细胞，但也很危险了。"

悦悦："那真正的癌细胞是什么样的呢？"

杨跃："我们来看一下。"

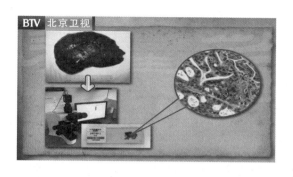

杨跃："这个是我在做一起肺部手术时取下的肺癌细胞。这台手术我做了很长时间，因为这是一种位于右肺上叶的癌症，它的病变跟周围的大血管等都是和心脏有相连的，简单说就是黏在一块了，很不好处理。我们可以看到，这里的癌细胞里面是很大的白核，它就是癌细胞的'发动机'，它越大，癌细胞就长得越快。"

悦悦："病情这么重，这应该是一位罹患多年肺病的老人吧。"

杨跃："不是，这位患者只有 47 岁，而且平时还很注意锻炼，每天要快走 10 千米。由此可见，癌症离我们并不遥远，而且其成因很复杂，一些细节不注意，一些习惯没养好，我们都可能成为癌症患者。"

名医会诊

杨 跃 | 北京大学肿瘤医院胸外科主任

肺长肿瘤，竟是运动惹的祸？

人的双肺大约有 7 亿个肺泡，每个肺泡正常的直径是 0.2 毫米左右，完全展开大约有 100 平方米。100 平方米其实并不算大，因为我们全身的组织都要靠肺泡的气体交换来提供氧气。肺泡如果长肿瘤的话，就是从表面这层膜开始的。由于空气污染，或者工作环境、生活习惯的问题，我们或多或少都会呼入一些杂物到肺里，久而久之，就会把一个个气泡给填满。这样气泡表面的膜就会无休止地膨胀、长大。一些不规则又代谢不出去的细胞最后长实了，气泡也就不能发挥换气作用了。不光堵死气泡，它还会向外侵略，侵

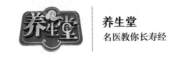

入那些红色边——血运血管，也就是我们常说的扩散。

当我们的肺部正发生如此巨变的时候，我们表面上可能只是突然咳嗽了一阵，或者感冒了一次。通常等到我们发现的时候，肺部问题已经很严重，只能把整个肺叶都切下来。人有2个肺叶，左边2个，右边3个。即便有5个，有谁希望突然就拿去1个呢？

为了保证肺部健康，很多人都会选择户外运动。一来强身健体，二来可以呼吸新鲜空气。运动养肺的思路没有问题，但方法有讲究。若是运动的方法不当，不仅不能养肺，反而会加速肺部肿瘤的生成。

锻炼的目的，从微观来说是为了把人体的正常细胞进行强化，但很多人不注意把握度，一不注意反而把它的能量耗竭了。而且，并不是所有环境、所有天气都适合锻炼的。有些人锻炼时讲究一种风雨无阻的精神，其实从养生的角度来说，我们并不推荐。因为在相对恶劣的环境中锻炼身体，我们的身体明显是失大于得，尤其是肺部。

例如，很多中老年人都很喜欢的游泳，它本身是很健康的运动，既能调节呼吸，对关节也没什么负担。但任何运动都要注意强度和环境，否则将会对身体造成负面效果。

过度锻炼会对身体带来负面的损害。我们的呼吸系统的每一个层面都有一定的抵御外来侵袭的功能，但是剧烈运动后，器官免疫力受到了代偿影响。外来的东西太多了，不断冲击我们的呼吸系统，它就要加倍努力地工作。很多喜欢看足球比赛的人可能会发现，不少球员都有比赛中吐痰的习惯，那就是因为运动员疾速奔跑以后，整个呼吸系统压力过大，吸入的异物过多，需要及时咳出来。

如果长期运动过度，我们的免疫系统和呼吸系统都会疲惫不堪，导致之后的很多时候，我们的身体还没来得及防御，气体就一下到了肺部，好的坏的都让肺泡一次承受。长此以往，呼吸系统的慢性病就产生了。而这，往往还只是一个开端。

过去我们普遍认为，每天快走能增强免疫系统。而英国拉夫堡大学的研究人员通过调查后发现，从事像马拉松这样长时间的剧烈运动，患感冒、流感、鼻窦炎、扁桃体炎等上呼吸道感染疾病的概率比正常人高 2～6 倍。研究人员对过去 10 年来的研究进行总结后发现，适度运动对免疫系统最有利。而鼻腔、喉咙及鼻窦受到感染，通常是由环境中的病毒所引起，至于是否会感染这些病毒，则取决于免疫系统的防御功能、遗传以及是否受到其他因素影响，比如压力、缺乏睡眠和饮食不良等。研究表明，一个长时间坐在沙发上看电视的人，每年会患有 2～3 次感冒，而那些进行适度运动的人，患像感冒这样的呼吸道感染的疾病，则会减少 30% 以上。

免疫系统拥有自然杀伤细胞，这种细胞能够辨别遭病毒入侵的细胞，并设法予以消灭，而适度运动能够提高自然杀伤细胞的性能，但像马拉松这样具有压力的耐性运动，则会削弱自然杀伤细胞。正常人每分钟呼吸 15 次左右，运动时我们的呼吸频率明显上升，呼入肺部的异物也就越多，长此以往，自然会对呼吸系统和免疫系统造成双重伤害。

健康自修课

多种癌症的发现与预防

归根结底，我们患癌症的重要内因就是免疫力下降。像精神太紧张、作息不规律、饮食不健康等，都会导致人体免疫功能的消耗和降低。有些人一感冒就发热，发热 1～2 天，嘴唇上就会长小泡，还火辣辣地疼。还有一些上了岁数的老人，或者一些 40～50 岁经常出差的人，时不时就会长带状疱疹，例如后背一条线上先是干疼，没两天就起小水泡，能持续 1～2 个月，而且疼得连衣服都不能碰。这些都是免疫力下降的重要标志。

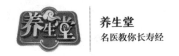

单纯的带状疱疹并不可怕，可怕的是能提示癌症的带状疱疹。有研究表明：约 12% 的癌症患者会出现带状疱疹样皮损，而且患者年龄越大，发生概率越高。带状疱疹通常只发生在我们身体一侧或局部，若发生头面部带状疱疹、双侧带状疱疹、播散型带状疱疹，则提示免疫功能极度低下，应及时警惕恶性肿瘤等严重免疫功能降低的疾病。而且，带状疱疹还有一些特殊的类型值得注意：

泛发性带状疱疹：皮损广泛，甚至波及全身皮肤和黏膜，全身中毒症状严重，可同时出现大疱、血疱、坏疽等皮损，多见于年老体弱或肿瘤患者。

多发性带状疱疹：典型带状疱疹出现于两个不相邻的神经节支配区域，多伴发有各种潜在疾病，如糖尿病、恶性肿瘤或自身免疫性疾病。

继发性带状疱疹：肿瘤患者，尤其是恶性淋巴瘤患者及年老体弱者，有可能在局部发疹后数天内，全身类似水痘样发疹。

复发性带状疱疹：一般认为，带状疱疹在痊愈后可获得终身免疫，极少复发。但若是长期大剂量使用免疫抑制剂，将导致机体免疫功能低下；或者大量使用糖皮质激素；或是恶性肿瘤患者、先天性免疫功能缺陷以及其他慢性消耗性疾病，都可能出现二次带状疱疹。

所以，我们呼吁老年人因第二次带状疱疹去就医时，一定要再做一次全身检查，因为复发的带状疱疹很可能是肿瘤发出的一个信号。临床案例分析显示：部分年长者发生带状疱疹后，进一步体检可发现乳腺癌、卵巢癌、肺癌、淋巴癌等恶性肿瘤。

虽然癌症多是老年人的"专利"，但其根源"免疫力降低"却是从 40 岁开始就普遍发生的。因此我们一旦人到中年，就要及时注意调整生活习惯，改变不良饮食习惯，将免疫力维持在一个良好的状态，不给癌症可乘之机。

除了整体上预示免疫力下降的标志，各种癌症自身也有自己的预警特点和预防方法。

防不胜防的口腔癌

口腔癌是发生在口腔的恶性肿瘤的总称，它的发病人数不算太多，但致死率却高得惊人，而且大部分患者都活不过 5 年。口腔癌的主要临床表现有：出现肿块、结节；出现白色、平滑式鳞状斑块；出现红色斑块、溃疡，且较长时间不能痊愈；口腔中反复出血，却无明显原因；口腔出现麻木、灼热或干燥感，亦无明显原因；说话或吞咽时困难或异常。

这些预警症状中，我们较易忽视的就是口腔溃疡。和其他脏器肿瘤动辄几年的发病时间不同，口腔癌的发病时间是以天为计算单位的。它的发生共分四个阶段：

第一阶段：口腔出现破溃，即我们常说的溃疡，一般 7 ~ 10 天就会自愈。

第二阶段：随着时间推移，溃疡若没有愈合，溃疡表面就会发生红肿。

第三阶段：2 周后，溃疡若是受其他刺激因素影响，就会发生进一步病变，出现溃疡面扩大、边缘不整齐等症状，周围还会出现隆起，肌底摸起来硬硬的。

第四阶段：若是进一步恶化，30 ~ 90 天后，口腔癌就会产生。

因此，我们千万别小瞧了口腔溃疡，它可能是口腔癌给你提前发出的警告。

在诸多伤害口腔的因素里，饮食过热是不容忽视的一个，须引起大家的重视。

低调的肝脏，高调的肝癌

我国是肝癌高发国家，肝癌患者占全球总人数的55%。肝脏是一个很低调的器官，有隐疾的时候我们一般很难察觉，等我们察觉的时候，可能

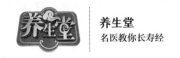
已经到肝硬化阶段了。最关键的是，肝癌有一个特点——非常容易转移，会侵蚀其他的脏器。

肝癌早期的主要症状之一是牙龈出血。牙龈出血很常见，很多人在早上漱口时都会有出血的情况，但普通的牙龈出血量很少，大多漱口之后就没有了。而肝癌引发的牙龈出血很难止住，平时牙龈只要受到轻微刺激就会流血。我们知道，肝脏的一个重要功能就是凝血。这种很难止住的牙龈出血就是在提示我们：可能有肿瘤侵蚀了肝脏，肝脏的凝血功能已经受到了伤害。除了牙龈出血，其他原因不明的出血都应该考虑是否有肝脏问题。如持续不明原因的流鼻血、消化道出血等，都应该引起重视，及时去医院做一下肝检查。

另外，皮下淤血也是我们很容易忽视的肝癌的征兆之一。大家都有过这种体会：皮肤痒，用力去挠就会出现一道道红印——这种红印其实是皮下毛细血管受到挤压、出现破裂时的出血，也叫皮下出血。皮下出血多是压之不会褪色的紫红色斑点，一般会逐渐吸收并消失。如果是肝功能异常的人，他可能在没有外伤、外力的情况下就会出现长期的青紫色淤斑。尤其当它多出现在身体下半部分的时候，肝脏受肿瘤威胁的风险就更高了。

随着年龄增长，很多人身上、脸上都会长斑，那么如何区分色素沉着产生的斑块和肝癌导致的皮下淤斑呢？首先，肝癌导致的皮下淤斑是平的；黄褐斑等一般是凸起的。其次，肝癌导致的皮下淤斑多是青紫、紫红色的片状；黄褐斑、老年斑的范围要小一些，且周围更加不规则。再次，肝癌导致的皮下淤斑多出现在下肢；黄褐斑、老年斑多出现在上身，尤其是脸上。最后，肝癌导致的皮下淤斑出现很频繁，磕碰后一定会出现，也可自动出现；黄褐斑、老年斑则是慢慢长出来的。

难言之隐：肾癌

男人大多对自己的肾问题讳莫如深，但我国的肾癌现状却容不得我们"低调"。肾癌约占人类恶性肿瘤的3%，位居发达国家恶性肿瘤前10位。2008年，全世界新发肾癌病例约27万例，居恶性肿瘤第13位。最让人担心的是，20%～30%的肾癌初诊时就已发生远处转移，20%患者术后随访也出现复发或转移。我国肾癌发病率呈逐年上升趋势，高发年龄为50～70岁。以上海为例，男性发病率从1983年的1.5例/10万人上升到2009年的15例/10万人，26年间增长了10倍。

肾癌发生前有不少端倪，需要我们及时注意。

后背肥厚：大部分人照镜子最多照正面，很少有人会注意自己后背的变化。但有一种后背的形状却跟肾癌有着密切的关系。主要看后背是否厚实，如果特别厚实，侧面可以看到有一定的突出，这可能就是一个危险信号。

向心性肥胖：大多数癌症都会出现消瘦，但肾癌的表现却恰恰相反，它会让人肥胖。这种肥胖被称作"向心性肥胖"，也就是很多人形容的"苹果形肥胖"。向心性肥胖的特征：体形最粗的部位在腹部，腰围往往大于臀围，这个从镜子里可以很容易看出来。研究表明：腰围大于臀围的向心性肥胖患者发生各种并发症的概率较高，其发生动脉硬化、脑中风、高血压、冠心病、糖尿病、高脂血症等各种并发症的概率是全身匀称性肥胖者的2～3倍，而且腰围越粗，概率越高。

发际线低：第三个肾癌信号也非常容易被大家所忽视，这就是发际线的高低。发际线太低，可能在一定程度上预示着肿瘤。患者发际线低的同时，毛发也会非常浓密。如果是女士，不仅是头发，可能嘴唇上的毛发也会比一般人浓密。

圆脸：肾癌早期患者还有一个特点——圆脸，而且这种圆脸多是短短一两年之内出现的。如果你本来是尖脸或者正常的国字脸，但近一两年突

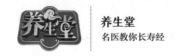

然变成了满月脸，那么就要赶紧注意了。

脸红：肾癌还会造成一个比较明显的特征——脸红。不是一瞬间情绪变化带来的脸红，而是持续性的。这是由于脂腺增生，造成皮肤变薄，血管隐现，血色素增加，最终导致脸红。这也是为什么很多肾癌患者会出现高血压反应。很多病情顽固的高血压患者，高血压药物控制不理想，很有可能是这种肾上腺皮质腺瘤在作怪。以前医学家认为此病只占高血压患者的1%左右，但随着检测手段的进步，现在普遍认为，在既往诊断为原发性高血压的患者中，有相当一部分是肾上腺皮质发生病变从而分泌过多的醛固酮，发生原发性醛固酮增多症的患者，这一比例可以达到20%。

养生千金方

巧用维生素，不给肿瘤可乘之机

对肿瘤而言，医生永远都会强调：防胜于治，而预防肿瘤的关键在于饮食。世界癌症研究基金会曾明确指出，每年因癌症死亡的患者中，有1/3都有不良饮食习惯。而受饮食因素影响最大的癌症有两类：一是消化系统癌症，包括食道癌、胃癌、肠癌等；一是与激素水平相关的癌症，包括乳腺癌、卵巢癌、前列腺癌等。因此，把好饮食关，是最简单也最有效的癌症预防方法。

医生提倡的健康饮食结构是"两高一低"：高维生素、高纤维素、低脂肪。维生素主要来自新鲜蔬果，研究表明：每人每天蔬菜摄入量若是从50克增加到300克，那我们患胃癌的风险可降低50%。芦笋、番茄、红薯、魔芋、猕猴桃、胡萝卜都是抗癌好蔬果。纤维素则广泛存在于蔬果和粗粮中，注意要搭配食用。控制脂肪则需要少吃猪、牛、羊等红肉，可用鸡、鱼等白肉替代。

在此基础上，还要尽量保证饮食多样化，可以选择"花吃"，也就是每天吃够 5 ~ 7 种不同颜色的食物。其中，以洋葱、大蒜、白菜为代表的白色食物就有较好的防癌、抗癌功效。另外，约 96% 的菌类都有防癌、抗癌效果，像冬菇、香菇、金针菇、黑木耳等对增强人体免疫力都有不错帮助。最后，还要注意粗细搭配，小米、玉米、燕麦等应该经常换着吃。

这里再为大家介绍一下分别针对口腔癌、肝癌的饮食预防建议。

蜂蜜 +B 族维生素，可预防口腔癌

口腔癌发生的重要前提是口腔溃疡，出现口腔溃疡，很多人会选择用漱口水来杀菌消毒。殊不知，漱口水可能会更加刺激口腔溃疡，本来 3 天可以愈合的，结果 8 天才愈合。漱口水的主要作用是抑制牙菌斑的形成，它对溃疡是没有治愈作用的。漱口水对口腔溃疡无效，但蜂蜜就不一样了，它可以缓解口腔溃疡的疼痛。蜂蜜富含多种维生素及铁、锌等多种微量元素，而口腔溃疡的发病原因之一就是因为这些元素的缺乏。另外，蜂蜜具有滋养、润燥、解毒、去除坏死组织的功效，可以一定程度上促进溃疡面的愈合。

具体做法：将口腔洗漱干净，用消毒棉签将蜂蜜涂于溃疡面，涂擦后暂不要饮食。15 分钟后，可把蜂蜜连口水一起咽下，再继续涂，一天可重复涂擦数遍。这样可以在溃疡表面形成一层保护膜，有效缓解疼痛。

当然，口腔溃疡归根到底是免疫力的问题，因此要多吃富含 B 族维生素的食物，增强人的免疫力。而且，B 族维生素只能在人体内停留数小时，所以必须每天及时补充。B 族维生素并不是一种维生素，它是一个维生素群，包括维生素 B_1、维生素 B_2、维生素 B_6、维生素 B_{12} 等。富含 B 族维生素的食物包括：奶类及其制品、茄子、鱼、橘子等。除了 B 族维生素，维生素 C 也是必不可少的。维生素 C 含量高的食物多是水果，如猕猴桃、柠檬等。

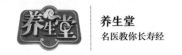
抗肝癌明星：维生素K

　　维生素K又被称为凝血维生素，是脂溶性维生素中的一种。日常生活中人们所说的维生素K，主要包括维生素K_1、维生素K_2、维生素K_3三种，最常见的是由植物合成的维生素K_1和由微生物合成的维生素K_2。近年来，国内外陆续报道维生素K具有良好的抗肿瘤作用。医学研究者将维生素K作为抗肿瘤辅助药物应用于临床，普遍取得了不错的效果。

　　我们人体内的维生素K主要有两个来源，第一个是自身合成，第二是通过饮食摄取。根据调查，年龄越高的人群，维生素K摄入量越低，目前我国中老年人的平均维生素K摄入量远低于《中国居民膳食营养素参考摄入量》中的推荐摄入量。

　　因此，老人应该尽量在食物中多摄取一些维生素K。维生素K普遍存在于绿色植物中，但动物性食物中其实也有不少。

　　1. 动物性食物：牛肝、牛瘦肉、肉类、蛋类、牛奶、奶酪、优酪（乳酸菌制品）等。

　　2. 植物性食物：南瓜、西红柿、高丽菜、青葱、纳豆、西蓝花、水芹、花椰菜、菠菜、花生、香菜、莴笋、小麦、玉米、土豆、豇豆、绿茶等。

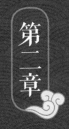

第二章

顽疾良方:
让你不再负重前行

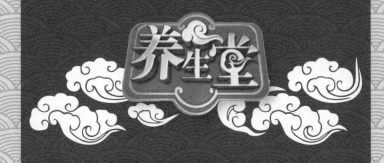

压缩骨折？
谨防"嗑"骨之痛！

　　谈到养生，大部分人都会将注意力放在防癌、抗衰老、补肾、养胃等方面，很少有人会在意支撑整个人体的骨骼。事实上，骨骼对健康和寿命的影响力，绝不亚于我们身体的任何一个器官。

　　完整的骨骼系统就像为我们的大脑和体内的重要脏器穿上了坚固"盔甲"，同时，骨骼系统还可以为我们储存矿物质，帮助身体进行造血。所以，一旦骨骼出现问题，不仅会降低身体内部器官的安全性，还会影响造血功能，导致人体气血不足、阴阳失衡，严重的还会危及生命，不可不防。

健康候诊室

皱纹多竟然容易骨折？

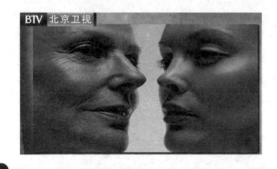

　　刘婧："今天节目一开始，我想请大家来看两张对比照片。"

　　刘婧："看完我想问大家一个简单的问题，这两位女性谁的年纪更大一些？"

观众："明显是左边这位年龄更大，皱纹很明显。"

刘婧："那我再接着问一个问题，如果这两位属于同一个年龄阶段，一个皱纹多，一个皱纹少，那哪个更容易骨折？"

观众："皱纹和骨折有关系吗？一定要选的话我还是选左边皱纹多的这位，看起来更容易受伤一些。"

刘婧："还真有关系！前不久美国耶鲁大学就对这一问题专门做了调查研究。"

研究人员对 114 名接近 50 岁或 50 岁出头的女性进行了调查分析，这些女性都没有使用激素替代疗法，也没有接受任何皮肤美容或整形手术。研究人员测试了她们额头处及脸颊处的皮肤紧实度，并记录了其面部及颈部共 11 处的皱纹情况，同时还检测了她们身体不同部位的骨密度，结果发现：脸颊及前额部位的皮肤越紧实，皱纹越少，女性的骨密度就越高；相反，皱纹越多，女性的骨密度就越低。即便同时参考年龄、身体脂肪构成等影响骨密度的因素后，上述结论仍然成立。因此，研究人员表示可以通过观察面部皮肤情况，来初步预测女性发生骨折的风险系数。

刘婧："这个研究结果很有意思，同样是 50 岁左右、刚过更年期的中老年妇女，如果她脸上的皱纹越多，她的骨密度就越低，患骨折的可能性就越高。薛教授，您认同这个研究结果吗？"

薛庆云："这个结果还是比较准确的，现代医学分析认为：不管是皮肤还是骨骼，它们都有一个很重要的成分——弹性蛋白，也叫胶原蛋白。"

刘婧："原来是胶原蛋白！这个名字相信爱美的女性更了解一些。"

薛庆云："是的，很多女性都知道，胶原蛋白是维持皮肤和皮下弹性的重要组织结构之一。其实在我们的骨骼中也有很多胶原蛋白，骨骼中的胶原蛋白就像建筑里使用的钢筋，骨骼中的钙则像水泥，它需要胶原蛋白在骨骼中搭起一个架子，才有地方去附着、沉积，最终形成我们人体这座稳固的

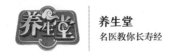
大楼。"

刘婧："原来骨骼中也有胶原蛋白，作用还不小。"

薛庆云："是的，皮肤和骨骼中的胶原蛋白都很重要。前面的研究提到皱纹多的人容易骨折，这两种看似"风马牛不相及"的现象能够关联在一起，其实就是因为人年纪大了以后，出现胶原蛋白丢失和减少的情况。皮肤里的胶原蛋白减少，会引起皱纹增多，看着更衰老一些；骨骼中的胶原蛋白减少，钙没有足够的地方附着，就会出现骨质疏松，容易骨折。当然，这种关联并非是绝对的，还需要更广泛的临床数据来印证。"

名医会诊

薛庆云 ｜ 北京医院骨科主任，中华医学会骨科专业委员会委员

压缩骨折："磕"骨之痛不得不防

严重驼背，当心骨质疏松

人体中的骨骼系统十分庞大，它包括206块骨头，其中颅骨29块、躯干骨51块、四肢骨126块。除此之外，还有300多个连接骨头的关节。都说"牵一发而动全身"，其实一两块骨头受损，也会让整个身体受到很大影响，更不用说是关键位置的骨头了。

骨头最常见最影响身体的问题就是骨质疏松，那我们该如何直观地判断自己是否患有骨质疏松症？又该如何预防呢？

我接诊过一位70多岁的老奶奶，她年纪大了之后就开始驼背，但行动并未受到太大影响，平时照旧给家里人洗衣、做饭、收拾屋子，所以儿女们也没有在意。后来有一段时间，她慢慢出现腰痛、背痛的现象，起初以为只是岁数大了才会出现这些情况。后来老人的病情慢慢加重，一度起不来床，

坐着也疼，躺着也疼，更别提做家务的时候了。到医院拍片子检查，结果发现她身上许多椎体都发生了楔变，变瘪了。

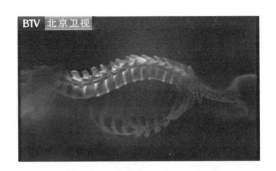

正常的椎体

正常椎体在 X 光照片上看是长方形的，而这位老人的椎体看起来前矮后高，像个楔子一样，就把后面顶驼背了。究竟是什么原因导致她的椎体发生如此严重的楔变呢？她做了很多检查都没有明确的结果，有的医生甚至怀疑是骨髓瘤引起的。后来机缘巧合下，她来到我这里诊治，我给她做了个活检，

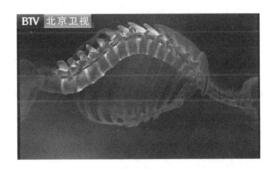

导致驼背的楔变椎体

就是用一根很细的针从后背扎进去，取一点骨头做病理检查，同时用现在很常见的微创手法把她的椎体给撑起来。最后病理报告表明：她并非得了骨髓瘤，而是患有严重的骨质疏松症。

这个案例表明：我们可以通过老年人身高的变化，特别是驼背的程度，来推测他有没有骨质疏松。长期而严重的骨质疏松会导致椎体的压缩性骨折，时间久了身高会越来越矮，而驼背却越来越严重。

老年人身高的降低通常是正常的，多是由韧带和椎体间盘脱水导致的轻微驼背造成，但一般不会降低超过 4 厘米。如果超过 4 厘米，那我们就要怀疑，他是不是某一个椎体或某几个椎体出现了压缩性骨折。

除了身高的变化，我们还可以通过疼痛来辅助判断自己是否患有骨质疏松导致的压缩性骨折。调查报告显示：人发生骨质疏松之后，其腰背等部位

发生疼痛的概率高达 67%，不少还伴有小腿肌肉痉挛。如果是由骨质疏松导致的压缩性骨折，其疼痛会更加强烈，起床、翻身的时候尤其，晚上还会腿抽筋。如果长时间站立或坐着，等起来活动的时候，这个疼痛也会加重。有些人是因为腰上长骨刺所以疼痛，这种疼痛和压缩性骨折的疼痛有一个很大的区别点：用手沿着他的后背轻轻地往下敲打，如果是骨刺的话只有一个痛点；而压缩性骨折则因为骨头受到了震动，后背会一直感到疼痛。

不可忽视的压缩性骨折

不仅在我国，即便在一些医疗很发达的国家，这种由骨质疏松所导致的压缩性骨折也常常被忽略。首先，随着生活水平和医疗系统的不断进步，很多国家都出现了社会老龄化的现象，老年人多了，发生骨质疏松的人群基数就变大了。其次，由骨质疏松所导致的压缩性骨折的发病率本来就比较高，60 岁以上的人群通常在 9% ~ 10%，女性会稍高一些；而 70 ~ 80 岁的人群则为 20% 以上。

骨质疏松不仅是高发病率的疾病，同时也是高风险的疾病。如果发生椎

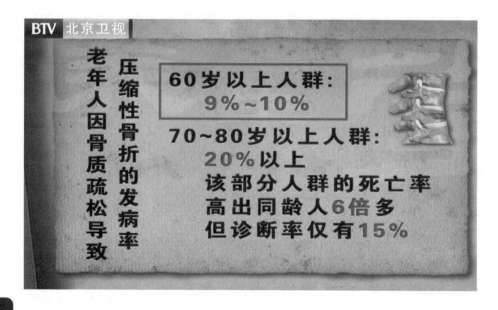

体的压缩性骨折，或者是髋部的骨折，那么这些患者的死亡率常常比同龄人高出 6 倍多。如此危险的疾病，国外资料显示，其诊断率只有 15%，值得我们警惕。

压缩性骨折通常是因为一次外伤而发生在一节椎体上，若是有严重的骨质疏松或受外伤的力量太大，也可能出现在两节或几节上。此时若不及时治疗，椎体间受的力就会慢慢增大，时间久了，相邻的其他节段也会出现压缩性骨折。上面这位老人就是几节胸椎都出现了压缩性骨折，才导致严重的驼背。这种驼背会压迫她的心脏、肺脏和血管，并导致她的胸腔体积变小，其他的一些并发症也会随之出现，十分危险。

作为骨科医生，我有时会到其他科去会诊。有次呼吸科医生让我去会诊，患者除呼吸疾病外，还患有骨质疏松导致的压缩性骨折。每到天气变凉时，他就来住院，所有能感染的细菌他都感染了，所有好的抗生素他也都用了，但肺炎却始终控制不好。我在会诊时发现患者驼背比较厉害，一咳嗽后背就疼，所以他平时不敢咳嗽。因为肺炎需要及时清理积痰，而他不敢咳嗽，导致痰液不能及时排出，他的肺炎自然无法速愈。另外，拍片显示患者的肺有一部分是被压缩的，始终张不开，这是由于脊柱弯曲之后把胸腔压缩了，导致肺部的血液循环受到影响。所以，这位患者反反复复的肺炎，实际上是由骨科疾病造成的。

这也是骨质疏松给老年人带来健康风险的例子。

健康自修课

远离最常见的生活骨折

其实有时候即便我们患了骨质疏松症，也是可以避免压缩性骨折的，关键就在于日常生活中的调理与防护。下面为大家列举几个生活中最常见的容

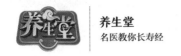
易导致老人压缩性骨折的场景例子，大家务必引起重视。

猛然负重

有位八十多岁的老人，平时身体挺好，经常运动锻炼，饮食等方面也比较注意，只是有一点：不服老，有时还爱跟年轻人较个劲。有一次，他的儿女带小孙子回来看他，他一时高兴，就把孙子抱过来用力往上一举。前两年他也这么举过，当时他很轻松地就把小孙子举起来了。只是没想到两年不见，小孙子的体重长了不少，他一时吃劲，腰就动不了了，躺下来休息了两天，也没有好转。结果到医院拍片子一看：压缩性骨折。其实这位老人的骨密度并不低，只是因为没算好孙子的体重，一时负重过甚才导致的骨折。

意外摔倒

老年人是最害怕摔跤的，轻则骨折受伤，重则瘫痪在床，甚至危及生命。然而日常生活中却隐藏着种种"陷阱"，老年人的视力、注意力、反应速度等也多有下降，所以实在是防不胜防。有位老人家里常年铺有地毯，由于他很熟悉家里的情况，每次走到那都会主动把脚抬高一点，所以多年来一直无事。没想到地毯用久了之后有一点卷边，老人有一次没注意到，一迈步就被地毯边绊了一跟头，结果直接骨折了。一个地毯卷边的些许高度改变，就让他在床上整整躺了三个月。

夜间服用安眠药

有些老人睡眠不好，晚上习惯吃安眠药，结果夜里起夜如厕时就容易出问题。有位前列腺肥大的老人，他就是夜间如厕时摔倒了。值得注意的是，他不是摔在卫生间，而是厨房。原来，吃了安眠药的他夜里起来时有点迷迷糊糊，辨不清方向，就走到了厨房。而他家厕所跟厨房的结构是不一样的，他能记得厕所的灯绳在哪，结果他去够灯绳，却一直找不到，在摸索的过程中，摔倒了。

家务过劳

不少老年人年纪大了，却不服老。他们判断自己能不能做一些事情的时候，用的都是好多年前的身体标准。有一位老奶奶平时操持惯家务，今年过春节打扫卫生，她又爬上窗台去拆窗帘来洗。结果拆窗帘的时候没事，洗好去装的时候，她没掌握好重心，摔了下来。幸好窗台不高，只是摔成骨折。医生问她为什么这么大年纪了还要干这些事，她说自己以前上学时打扫卫生都是最积极的，班里面那些最难擦、最上面的玻璃全是她负责的。一个几十年前的标准竟然被她用到现在，想不出问题都难。

即使规避了上述几种生活中常见的容易导致压缩性骨折的风险，我们还是不能掉以轻心。有时仅仅是因为一些急事快走几步，也会导致摔倒等情况的发生。尤其是一些老年人居家过日子习惯了，看到超市有促销活动就一起赶过去，他们不仅去挤人堆，还要快跑去抢优惠商品。这些都是老人及其子女需要多加留意的情况。

养生千金方

知己知彼：预防骨质疏松

都说"人老骨先老"，虽然这种老化不可避免，但我们还是可以通过平时的调理与养护来延缓它的发生速度，降低它的严重程度。首先，大家可以参考下表的骨质生长周期，提前做好应对措施。

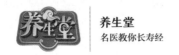
时期	骨质状况
1～20岁（增长期）	骨质发育，骨量不断增加，骨骼较脆弱，可塑性强
20～40岁（稳定期）	骨质平稳，骨量增长缓慢，骨骼较坚硬，可塑性较差
40岁以后（丢失期）	骨密度逐渐降低，骨胶质减少，骨质渐渐疏松

骨质疏松虽然是人体衰老的一种生理现象，但它并非不可避免。如果我们从少年时期开始，特别是在进入骨骼发育并逐渐定型的成人阶段，每天保证足够的身体锻炼，并坚持食用富含钙质的乳制品，那么当我们步入老年后，骨质疏松大多是能够预防的。

如果是50岁以上的人，又该如何预防骨质疏松呢？不少药店都提供免费的骨密度检测，通常检测完都会推荐一系列补钙的药品。其实，女性55岁以后，或停经之后，才需要做骨密度检测；男性则要到65岁以上。如果平时没有喝牛奶的习惯，且长期抽烟、喝酒的人，可以早几年去检测。另外，如果出现驼背、腰酸背痛、腿抽筋等疑似早期骨质疏松症状的，也可以早点去咨询医生，看看自己是否需要做一次正规的骨密度检测。

正规医院的骨密度检测流程通常如下。输入被检测者的基本信息，请被检测者平躺在检测床上，依次扫描腰椎和髋部，现场就可以得出结果，其准确度和安全性比药店的小型仪器高很多。

很多人都不会看骨密度检测结果，这里教大家一个简单的办法。骨密度检测完会有一张单子，单子下方有一张图。这张图上有绿色、黄色和红色三个色块。如果你的骨密度是在绿色区域里，一般来说摔个小跟头，或是不小心崴一下，通常都不会骨折；如果在黄色区域，则一跟头摔得狠点，就可能发生骨折，我们称之为"黄牌警告"。这时你就要小心了，要留意自己是否有骨质疏松的问题；如果骨密度已经进入红色区域，那就需要高度关注了，因为这类人常常受一个轻微的外伤就可能发生骨折。

这张图上面还有三条线，从图的左边一直滑到右边，最下面则有一排数值，表示人的年龄。这三条线描述的是我国大部分人从 20 岁到 80 岁的骨密度值。上中下三条黑线，以中间这条线为参照。

乳腺：女人要小心这座"活火山"

乳腺癌是目前中国女性发病率最高的癌症。不仅如此，近年来乳腺癌的发病率还呈逐年上升的趋势，发病人群也越来越年轻化。因此，我们必须对乳腺癌的初期表现有基本认识，对预防和调理乳腺癌的具体方法有初步了解，才能防患于未然。

健康候诊室

乳腺里竟藏着"女性第一杀手"

刘婧："我想问一下现场的观众，大家知道女性最常见的恶性肿瘤是哪种吗？"

观众："有乳腺癌，还有子宫内膜癌、宫颈癌以及卵巢癌。"

刘婧："这些癌症都跟女性的身体特点有关系啊，谢谢您。王主任，这位观众说得对吗？"

王翔："说得很对。过去我们最常见的是宫颈癌，但近年来乳腺癌已经上升为女性好发癌症的第一名。在中国，乳腺癌的发病率逐年上升，每年增长 2% ~ 3%，总的发病率虽然没有西方国家高，但上升速度已经超过了他们。每 10 万人大约有 40 人发病，像北京、上海、天津这些大城市，实际的发病率已经接近西方国家的平均水平，每10万人大约有70人发病。另外，从发病年龄上看，中国人乳腺癌发病的高峰年龄平均在 45 ~ 55 岁，比西方国家的患者要年轻 10 岁左右。"

刘婧："我发现也有不少年轻人患上乳腺癌的，有的还因此病逝。著名歌手姚贝娜就是因为乳腺癌去世的。有一种观点认为，发生在年轻人身上的癌症会更严重，您认同这个观点吗？"

王翔："从某种程度上讲，这种观点是正确的。为什么呢？因为年轻人的细胞增殖比较快，而恶性肿瘤的细胞其实来源于正常细胞，所以，同样的恶性肿瘤，发生在年轻人身上就比老年人身上要长得快，而且恶性度要高一些。但是，只要我们有一个积极的态度，能在早期及时发现恶性肿瘤，还是能收到一个好的治疗效果。"

名医会诊

王 翔 | 中国医学科学院肿瘤医院乳腺外科主任医师

认清乳腺状况，及时自检

乳腺癌近年来频发，已经成为危害女性排名第一的恶性肿瘤。很多患者在确诊为乳腺癌时已经到了中晚期，错过了最佳的治疗时机。所以，为了健康着想，每个女人都应呵护乳房，学会如何给乳房自检，还应定期去医院检查。

同内脏肿瘤相比，乳腺癌长在体表相对容易发现的部位，常发于乳房的外上象限（双乳头出画"十"字，右侧的右上方或左侧的左上方为外上）。症状表现为肿块、皮肤凹陷、橘皮样改变、表面溃疡等。其中，肿块是乳腺癌最常见的症状。不过，当乳腺出现肿块时，不痛不痒，没有任何不舒服的感觉，所以很多人就放松了警惕，没太当回事。而且，如果恶性肿瘤细胞藏

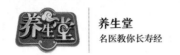

养生堂
名医教你长寿经

在一个较深的腺体里，就更容易被忽视了。

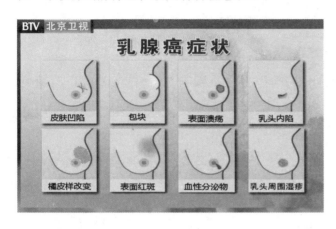

如果肿块随着月经周期变化，经期来临前胀、硬，过后又缩小变软，这种常常不是肿瘤，可能是乳腺增生。其实，乳腺上的包块、肿块，百分之八九十都不是癌症，而是乳腺增生或其他良性的结节、囊肿。但是，如果肿块在月经过后，变得更明显了，那就要引起重视。因乳腺癌出现的肿块常为无痛性，质地较硬，活动度差。

自我筛查乳腺癌分为两部分，一是检查乳房，二是检查腋窝下的淋巴结。

乳房检查

自然端坐，乳房肥大者可取卧位。用手的食指、中指、无名指的指腹去触诊，检查时可以从乳头开始，以同心圆的方式，由里到外，触摸的圆圈越来越大，直到达到乳房的外围。也可以呈放射状，将手指上下垂直移动检查。总之，只要能将整个乳房都检查到位，检查方式并不重要。

触摸时需注意，要平着摸，不要用手指去捏乳房组织，以免错将乳腺组织误认为肿块。而且，双侧乳房都要检查，方便对比。

另外一个可以帮助我们判断乳腺健康状况的"晴雨表"是乳头分泌物。当我们的身体有病变的时候，尤其当病变发生在乳腺导管里头时，常常会导致分泌异常。这种情况随着女性年龄的增加而愈发明显，比如说50岁以上，如果有血腥的溢液，那么尽管多数人可能是导管内乳头状瘤，或是导管扩张，但是大约也有 10% 的可能是一个早期的乳腺癌。因此，有乳头溢液时，我们也不要掉以轻心。

需要提醒大家的是，如果是在哺乳期间或是怀孕期间，乳腺有了异常肿块，很多人容易得炎症，就是我们俗称的奶疮，发红又肿，但这是短时间很快就可以起来的。而形成肿瘤的一般是短到几个月，长到 1 年的慢性红肿。

当然，这不表示急性的乳腺炎就不值得重视，为了呵护我们娇嫩的乳腺，我们还是要及时注意它的各种变化，趁早应对。

腋窝淋巴结检查

有一小部分的乳腺癌属于"隐匿性乳腺癌"，不但摸不到乳腺上的肿块，即使通过检查也不一定能发现。但是，它会先表现为腋窝淋巴结肿大。可能乳腺的环境不利于肿瘤细胞的生长，所以在乳腺处出现的恶性肿瘤非常小，生长也慢，但是长在腋窝淋巴结处的，长得就比较大。

检查时可取站姿，一侧胳膊抬起，不要抬太高，半抬即可，另一只手伸入此侧腋窝，用指腹触摸检查整个腋窝有无结节。也可取卧位，不过需要拿一枕头垫在检查一侧的肩膀下，以方便检诊。

如果发现淋巴结比较硬、比较大，甚至有的还融合成团，不怎么动了，就要去医院做进一步检查了。当然，淋巴结肿大不一定就是肿瘤的问题，还有一部分是炎症引起的，但是单凭触诊不容易做出区别，所以要到医院进行影像学的检查，必要时还需做个活检。

总之，在检查乳腺和腋窝时，一旦发现跟以前不一样的肿块，无论是否

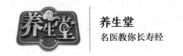
有其他的炎症，都最好去医院请医生检查一下，以防出现漏诊的情况。

健康自修课

医院的筛查，选哪种比较好？

有些女性通过乳房自检后，可能会发现乳腺处摸起来疙疙瘩瘩、有肿块，或者曾经在经期前感觉不适，或曾被诊断过乳腺增生，这些人群就有必要去医院做乳腺癌的筛查。当然，即便自己没有任何不适，当存在一些不利因素或年龄大于 40 岁时，也应该定期去医院检查。

目前，常规的乳腺检查方法主要包括 3 种：乳腺钼靶检查、乳腺超声和核磁共振。

乳腺钼靶检查、乳腺超声检查结合

一般建议，有乳腺癌家族史的女性，应该在 20 ～ 30 岁时就去医院接受定期的检查。普通的人群，可在 40 ～ 50 岁时每年做一次乳腺钼靶检查。乳腺钼靶，全称乳腺钼靶 X 线摄影检查，它在西方被列为乳腺癌的常规筛查手段。有条件者，还要做乳腺的超声检查。50 ～ 60 岁，甚至更大年龄的女性，应每两年做一次钼靶检查，而超声检查则相对可以多做两次。

你可能会纳闷，做一项检查不就行了吗，为什么既要做 X 光检查，又要做超声检查。其实，这两项检查各有利弊。钼靶检查虽然在西方比较流行，但是我们东方女性的乳腺的腺体比较致密，脂肪成分相对少一些，大部分是腺体组织，所以检查时容易出现漏诊。而且，钼靶检查有一定的放射性，不适合 40 岁以下或者近期准备怀孕的人去做（35 ～ 40 岁的女性即便需要检查，最好也是每两年做一次）。不过，钼靶检查对微小钙化的显示具有优势。

乳腺的超声检查则比较方便，而且没有放射性，又比较适合中国人的身体情况。不管是年轻人，还是处于妊娠期、哺乳期的女性都可以进行检查。而且，乳腺超声检查在鉴别囊性与实性肿块上的准确率非常高。但是，对于细小钙化的显示，它的敏感度差了很多。

钼靶检查和超声检查各有优势，相互补充，将两者结合起来检查，能明显提高早期乳腺癌的检出率。

核磁共振

对于存在乳腺癌高危因素的女性，医生可能还会推荐去做乳腺的核磁共振。核磁共振的优点在于比较灵敏，能发现一些超声、X线查不到的细小病变。对于已明确为乳腺癌的患者，核磁共振能发现是否有多灶和多中心病变。比如，有个患者想要保乳，那就要通过核磁共振检查一下她是否为单发病灶。如果是一个病灶，那就可以做保乳手术，但也存在有两三个病灶的可能，这种情况就不能保乳了。

基因检测

因为乳腺癌是一种具有遗传倾向的恶性肿瘤，有乳腺癌家族史的女性，其患有乳腺癌的发病风险是普通人的 2 ~ 3 倍，而携带乳腺癌易感基因的女性，其患有乳腺癌的风险更是高达 60% ~ 70%。目前，可以通过基因检测来确定是否携带乳腺癌易感基因。

与乳腺癌有关的基因有两个：Brca1 和 Brca2。当这两个基因中的任何一个发生突变的时候，以后发生乳腺癌或者卵巢癌的概率就会比较高。这时就要提高警惕，定期去医院体检，而且体检频率要比普通人高。有的人为了降低患癌风险，甚至去做了预防性的双侧乳腺切除。基因检测相对贵一些，没必要每个人都去检查，只推荐有乳腺癌家族史的女性去检查。简单来讲，有血缘关系的一级亲属、二级亲属和三级亲属患有乳腺癌的女性，应该去做

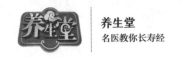
个基因检测。一旦出现基因突变，就要及早地采取措施。

总之，乳腺疾病贵在预防，女性朋友除了要在平时坚持乳房自检外，还要定期到医院进行体检。很多乳腺疾病都是良性的，发生病变时及时采取措施，能预防乳腺癌的发生。早期发现的乳腺，还是有可能治愈的。

养生千金方

饮食防治，平衡是关键

由于现代人生活水平提高，饮食也越来越丰富多样，主食的量越来越少，但高热量、高脂肪、高蛋白的食物却增加了不少。这类"三高"食物也是导致乳腺癌的原因之一，虽然增加的概率还存有争议，但乳腺癌的发病率确实越来越高。

另外，从乳腺癌的发病地域分布来看，大城市要高于中小城市，中小城市又高于农村。而且，同一地区内，往往文化层次高、经济条件好的人群发病率高，尤其是公司职员和从事办公室工作的职业女性，其乳腺癌的发生率要高于普通女性。这也从一个侧面提示，乳腺癌的发生跟饮食结构有很大的相关性。

那高蛋白、高脂肪、高热量的饮食有哪些呢？我们所指的高蛋白饮食主要是指瘦肉、鸡蛋、牛奶等。高脂肪食物大家都很熟悉，指肥肉或者动物油、植物油等。高热量的饮食包括甜食、糕点等高糖食物和粮谷、薯类等高碳水化合物。有的人说，自己不吃肉只吃素怎么还会长胖呢？其实，饮食中如果摄入了过多的碳水化合物，也会在体内转化为脂肪。

"三高"食物吃多了，身体会肥胖，还会增加患乳腺癌的概率。虽然乳腺癌的患者中也有体型瘦弱者，但是在相同的因素下，肥胖、脂肪堆积较多的女性患乳腺癌的概率要高一些,尤其是绝经前后出现肥胖的女性更是如此。

这也提醒我们，在日常的生活中应坚持均衡的饮食习惯，各类食物不管是否爱吃，都应该吃一点。根据营养平衡理论，科学地搭配食物，每日摄入五大类食物，包括谷薯类、蔬菜水果及菌藻类、鱼禽肉蛋类和奶类、大豆及坚果类、油脂和糖类。这样做不仅仅可以预防乳腺癌，还能降低其他"文明病"的发生率。

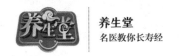

慢性无菌性炎症：
离血栓只有几步之遥

大家都曾有过发炎的经历，但不是每个人都知道：炎症分为感染性炎症和无菌性炎症。由细菌、病毒引起的炎症我们很熟悉，但还有一种由物理、化学等因素引起的无菌性炎症却同样危害着我们的健康。尤其是因饮食不当导致的慢性无菌性炎症，它是很多重大疾病的"温床"，我们一定要从源头——饮食上将它杜绝。

健康候诊室

有些台阶不能一上再上

悦悦："都说人这一辈子就是要不断地上台阶，一步一高升。但有些台阶却是我们不想上的，比如我们血管的内皮细胞，它的第一级台阶是正常、健康的，之后再往上走，就会逐渐变成泡沫细胞、中度病灶、动脉粥样硬化，再往上就会出现斑块、斑块破裂，最终导致血栓的形成。"

洪忠新："当然，这种台阶也不是一下就能上去的。把我们健康的血管细胞变成最终的血栓，有很多'推力'，其中有两个比较显著，一是肥胖，另一个是慢性无菌性炎症。"

悦悦："肥胖很好理解，它已经被不少医生称为'胖癌'，说它是百病之源。尤其是慢性病，像高血压、糖尿病、冠心病等都与肥胖有着密切的关系。那慢性无菌性炎症是什么呢？"

洪忠新："炎症我们都知道，就是平时人们所说的发炎，这是人体对于各种刺激的一种防御反应，通常表现为红、肿、热、痛等。引起炎症的原因有很多，大致可分为感染性炎症和无菌性炎症。感染性炎症是指人体因受到病原微生物和细菌、病毒、原虫等感染而引起的炎症反应；无菌性炎症则是由物理、化学等因素引起的炎症反应。"

悦悦："原来还有炎症不是由病菌引起的。"

洪忠新："当然，如果我们被什么东西撞了一下，皮肤发红，这其实也是一种由物理因素引起的炎症。今天我们要说的是慢性无菌性炎症，它是健康的血管内皮细胞和上面几级台阶之间的分水岭。慢性无菌性炎症可以活化血管内皮细胞，血管内皮细胞被活化以后，就会有更多的炎性细胞附着在血管壁上，纤维斑块就逐渐形成了。纤维斑块越积越厚，最后就可能发生破溃。破溃之后血小板聚集，血栓也就慢慢形成了。慢性无菌性炎症除了会引发血栓，还对"三高"等慢性病有诱发作用。"

悦悦："这么严重？那慢性无菌性炎症有什么明显的症状吗？"

洪忠新："我们可以通过一个简单的测试来判断自己的身体是否有患上慢性无菌性炎症的风险，那就是握力测试。不要以为握力只是测手的力量，其实它反映的是我们人体的整体机能状况，如果你的握力测试数据低于下表的数据，那可能就要担心自己是否有慢性无菌性炎症的问题了。"

悦悦："那如果我们的数据高于这个正常值呢？是不是就特别健康？"

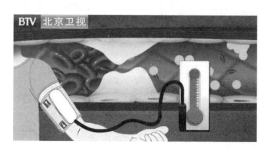

握力测试

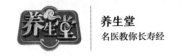
洪忠新："确实，如果握力大，那说明人的整体机能很好，有长寿的潜质。"

悦悦："除了握力之外，我们还能通过什么方式知道自己是否存在慢性无菌性炎症的风险呢？"

洪忠新："握力比较直观，但并不能百分之百判断疾病就是由慢性无菌性炎症引起的，所以我们还需要一个指标，那就是超敏感 C 反应蛋白，这是测量血液的生化全项中的一个指标。

这个指标的正常值是 0 ~ 3 mg/L，上图这个患者已经达到 21.54 mg/L，属于严重超标了。"

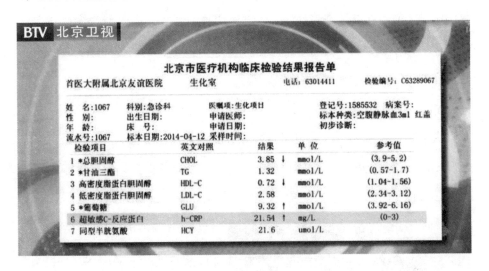

悦悦："超敏感 C 反应蛋白我还是第一次听说，一般人看这种化验单只会注意胆固醇、甘油三酯和葡萄糖吧？"

洪忠新："的确，这位患者的胆固醇很低，乍看是没有问题的，但事实上他却存在着粥样硬化的情况。我在临床上经常碰到这样的患者，血脂、血压、

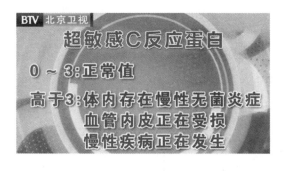

血糖都正常，也不怎么抽烟，但却有粥样硬化。仔细一看，就是超敏感 C 反应蛋白超标。这个指标升高，表明我们的机体存在炎症，而且是慢性无菌性的炎症。如果你嗓子疼，那可能是葡萄球菌或者是链球菌感染；如果你有肺炎，那可以找到肺炎双球菌；如果你感冒了，那可能找到流感病毒；如果你超敏感 C 反应蛋白增加，那可能根本找不到引起炎症的病菌。"

悦悦："那这种慢性无菌性炎症究竟是由什么引起的呢？"

洪忠新："从临床来看，这种慢性无菌性炎症多是由一种特殊的不健康饮食习惯造成的。"

名医会诊

洪忠新 ｜ 北京医院骨科主任，中华医学会骨科专业委员会委员

均衡营养，谨防饮食盲区

主食虽好，不宜过量

那种可以激化机体炎症反应,造成慢性无菌性炎症的特殊饮食模式就是:主食摄入过量。我们知道，饮食中三大产热的物质是碳水化合物、蛋白质和脂肪。如果整天以白米饭、面条为食，那我们摄入的能量来源比例就是：碳水化合物 90%；蛋白质 9%；脂肪 1%。而营养专家推荐的比例则是：碳水化合物 50% ~ 60%；蛋白质 12% ~ 14%；脂肪低于 30%。只吃主食的这个比例明显是不均衡的。饮食中过于偏重主食，就会导致碳水化合物摄入过多，

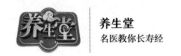

这不仅会造成脂肪堆积，体型肥胖，还会诱发 2 型糖尿病，甚至可能造成神经细胞、血管、心脏等不同程度的受损。

中医推荐的饮食结构原则：五谷为养，五畜为益，五果为助，五菜为充。只吃主食相当于只吃五谷，而且还没吃全。我曾遇到过这样一个患者，他的血压、血脂、血糖都正常，平时也很注意补充微量元素，但他的血管狭窄率为 70%，需要搭支架。原来他因为工作关系经常中国、美国两地跑，为了省事，每次回国他就固定在一家饭店吃饺子。而饮食单一与炎症反应、血管狭窄均有关。

低糖高脂，解决顽固肥胖

美国的阿特金斯博士曾提出一种"阿特金斯减肥法"，其主要的原则就是低碳水化合物。具体来说，阿特金斯减肥法有十条建议。

1. 通过控制碳水化合物的摄入量来稳定血糖是减肥的基本手段。一天可以吃 4 ～ 5 顿小餐，只要碳水化合物摄入总量不超过 20 克就行——而且其中大部分必须来自沙拉或蔬菜。

2. 鸡蛋、肉和鱼（包括牛肉、猪肉、鸡肉、火鸡肉、羊肉、鸭肉和贝类海鲜）可以多吃。

3. 脂肪和食用油的摄入量也可以多一些。它们包括黄油、橄榄油、蛋黄酱以及食用油（不要吃任何经过氢化处理的油或其他人造脂肪，包括人造黄油）。

4. 香料和佐料可以吃，只要不含糖。

5. 奶酪每天只能吃 90 ～ 120 克。

6. 每天至少喝 8 杯水，每杯 240 毫升，以补充水分、防止便秘，并排出为消耗脂肪而产生的副产品。

7. 避免喝含有咖啡因的咖啡、茶和软饮料。无论如何都不能喝酒。

8. 不要吃糖、牛奶、酸奶、面粉产品、谷物食品、含淀粉的蔬菜、大豆、甜的调味品、坚果、水果和果汁。

9. 可以经常外出吃饭，但要警惕肉汁、酱油和调味汁里藏有的糖分。

10. 每天必须进行锻炼。

我们可以看到，阿特金斯减肥法的饮食原则是比较"另类的"，碳水化合物摄入总量不超过 20 克；肉和脂肪的摄入量相对不受限制……这些减肥原则听起来很不可思议，但实际效果却让人大跌眼镜：很多顽固的"大胖子"采用阿特金斯减肥法都成功了。我曾遇到过一个 95 千克的女孩，采用改良的阿特金斯减肥法，13 天减了 5 千克。也许听起来减的不多，但却是实打实的 5 千克，不反弹。她原来就是采用了各种方法来减肥，反反复复，才最终从一个微胖的姑娘变成 95 千克的"女汉子"的。

医学分析发现：人体能源的 60% 是用碳水化合物提供的。尤其是中国人，主要利用糖作为能量，脂肪只占 30%。现在反其道而行之，把糖的摄入给控制住了，完全摄入高脂肪、高蛋白质的食物，这样我们的机体就只能利用脂肪来提供能量，这样脂肪的分解就会加快，体重反而就降了下来。其次，人体消耗脂肪时会产生酮体，而酮体有一定的抗炎作用，可以修复血管内皮的炎症。

当然，酮体短时间内产生太多，对机体也有伤害，所以阿特金斯减肥法要在专业医生指导下进行，而且它针对的主要是过于肥胖的人群，微胖人士和本身就不宜吃高脂食物的人最好不要自行尝试。另外，还有几类人也不适宜使用阿特金斯减肥法。

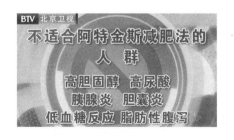

减肥有风险，策略需谨慎。不管是什么"妙方"，都最好在专业医生或营养师的建议下使用，切莫盲目尝试，以免适得其反。

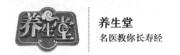

健康自修课

抗炎减脂的关键是吃对油

我们摄入的脂肪类食物可以提供三种人体需要的脂肪酸：饱和脂肪酸、单不饱和脂肪酸和多不饱和脂肪酸。

如果饱和脂肪酸摄入不足，会导致人的血管变脆，易引发贫血，甚至是脑出血等严重后果；而如果饱和脂肪酸摄入过多，又会造成血胆固醇、甘油三酯、低密度脂蛋白胆固醇升高，易引发动脉管腔狭窄，形成动脉粥样硬化，增加患冠心病的风险。单不饱和脂肪酸能降低坏的胆固醇，增加好的胆固醇，预防动脉粥样硬化。多不饱和脂肪酸又分为 N3 和 N6 两种，它们的比例不合理会加速人体的氧化反应，带来衰老、慢性病等一系列问题。

单不饱和脂肪酸、多不饱和脂肪酸以及饱和脂肪酸的摄入比例应当遵循 3∶4∶3 的标准，如果摄入的人体必需脂肪酸的种类太单一，就会导致各种问题。

洪忠新主任在临床上就碰到过这样一位糖尿病患者，他的病情进展非常快，先是肾功能不好，做了一个肾移植，接着就是眼睛的问题，又到医院做手术。洪忠新教授去看这个患者的时候，他的空腹血糖值到了 16 以上，餐后两小时血糖值更是飙到 20 以上，只能用胰岛素来控制。患者自己也很纳闷：因为他平时吃东西都是按糖尿病患者的标准吃的，主食也控制，蔬菜水果也不少。后来洪忠新教授仔细一问，才发现他平时烹饪时只使用一种植物油，结果导致 N6 脂肪酸太高。N6 脂肪酸太高就会产生促炎的效果。尤其是他的 N6 脂肪酸和 N3 脂肪酸的摄入比例差不多是 50∶1，而健康的比例应该是 5∶1。

如何最合理地摄取人体必需脂肪酸，关键取决于我们日常饮食中对肉类食物和植物油的选择。临床上像上面这位糖尿病患者一样因油脂摄入不合理导致各种疾病的案例屡见不鲜，其中又以肉类和荤油的摄入过量最为常见。很多患者都是生活条件好了以后开始大量地吃肉，烹饪时又多使用荤油，还不减主食，导致营养不均衡，身体产生慢性无菌性炎症，并逐渐导致"三高"等疾病的发生。

因此，我们不仅要控制大鱼大肉的摄入量，也要注意食用能减脂抗炎的油。有一种油进入人体后不会以脂肪的形式堆积在体内，还可以抑制体内油脂的合成，并帮助各种脂质的排泄。这就是富含 α-亚麻酸的油。我们知道：心血管疾病患者最怕的就是在血管内壁出现损伤的情况下，一些油脂质类的物质黏附在血管内壁上，形成大的斑块。而 α-亚麻酸拥有出色的调节血脂的功能，可以降低胆固醇、甘油三酯，起到抗血栓的作用。大豆油、菜籽油和亚麻籽油都富含 α-亚麻酸，但它们也不是吃得越多越好。中国营养学会制定的《中国居民膳食指南》对每天油的摄入量有严格的要求：正常体重的人每天最多吃 25 ~ 30 克油。从摄入 α-亚麻酸的角度来说，推荐每人每天摄入 1.2 ~ 2 克。以这三种油为例：大豆油的 α-亚麻酸含量是 8%，摄入 30 克大豆油可获取 1.8 克 α-亚麻酸；菜籽油的 α-亚麻酸含量是 1% ~ 2%，需要搭配 α-亚麻酸含量为 40% 的亚麻籽油一起吃才能起到效果。若是单独使用亚麻籽油，只需要在做凉拌菜时淋上一两滴即可。需要注意的是，亚麻籽油烟点低，不推荐用来炒菜。

除了富含 α-亚麻酸的油，医生还推荐搭配食用鱼油。鱼油中富含 EPA 和 DHA，它们能够帮助降低血液中胆固醇和甘油三酯的含量，促进体内饱和脂肪酸的代谢，降低血液黏稠度，促进血液循环，提高组织的供氧能力，从而消除疲劳。进一步说，它们还能防止脂肪在血管壁上的沉积，预防动脉粥样硬化的形成和发展、预防脑血栓、脑溢血、高血压等心血管疾病的发生。

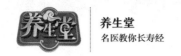

鱼油主要存在于海鱼当中，海鱼中的青背鱼类含有的 EPA 和 DHA 是人们日常食物中含量最丰富的。像沙丁鱼、鲔鱼、秋刀鱼、凤尾鱼，这都属于青背鱼类。最新研究表明，青背鱼类不仅富含 EPA 和 DHA，它们还能帮助预防结肠癌。因此，建议大家多吃由青背鱼类海鱼制成的鱼油。

不过，不好的鱼油里面可能会添加色拉油冒充，反而会增高血脂，因此挑选鱼油时要谨慎。首先要看外观，较好的鱼油外观呈淡黄色，色泽清纯，明亮，胶囊颗粒均匀，不含杂质，有些能明显看见杂质的最好不要选择。另外，还可以看一眼包装上标明的含量。一般天然鱼油产品，每 1000 mg 中含 DHA120 mg，含 EPA180 mg。国际脂肪酸和脂类研究学会（ISSFAL）对成年人每天 DHA 和 EPA 的建议摄入总量为每天 500 mg。再次要闻一闻，好的鱼油会有淡淡的海鱼的腥味，但不会刺鼻，无腥臭味。

养生千金方

吃不饱，才健康

过去人们生活水平低，有时还时常饿肚子，所以大部分人都认为"饱餐一顿"是很美好的事。如今，大家早已衣食无忧，不少人却依然延续着顿顿要吃饱、吃好的愿景，结果却诱发了各种疾病，甚至危及生命。其实，早在几千年前，中医就提出了"饮食自倍，肠胃乃伤"的饮食观点，告诫人们要"饮食有节"。李时珍在《本草纲目》里为这种观点提供了具体的操作方法："食到七分为止。"

现代医学研究发现：每顿饭吃个七八成饱，确实是最健康的。究其原因，就是我们的胃总是在"欺骗"我们。血糖含量升高是大脑判断我们是否饱了的一个最重要的因素。血糖为我们全身各个器官提供能量，尤其是我们的大脑和神经细胞必须用糖来维持生存。如果血糖低了，我们大脑就会发送信号

"要求"我们去吃东西来补充血糖——这就是我们常说的饥饿感。

但我们平时吃进去的食物通过胃消化后到小肠，被肠黏膜吸收转变成血糖，这个过程大约要 20 分钟。也就是说，我们吃一个包子下去，它要在 20 分钟后才能转变成我们需要的血糖。这个馒头转化的血糖其实足够人体所需了，但是因为 20 分钟后血糖才能升高，所以这 20 分钟里，大脑无法给你已经饱了的信号，这时候就会发生：我们接着不停地吃，吃掉第二个、第三个包子。我们不自觉地、被动地摄入了多余的食物，而这些多余的食物会转变成脂肪，存储在我们的腹部、臀部，甚至是内脏里。问题的关键在于：这种情况并不是偶然的，它几乎每顿饭都在发生——这也就是我们很多人肥胖的根本原因。

每顿饭都过量饮食，我们的损失不只是身材走样，要知道吃太多还会使血液大量流向胃部，导致供给大脑的血液减少，造成脑功能的渐渐衰退。俗话说："要想一生保平安，常有三分饥和寒。"这就要求我们在平时的饮食中保持七分饱，在进食的时候应该像"羊吃草"一样，饿了就吃点，但每次都不多吃，使胃肠总保持在不饥不饿不饱的状态，才能既为身体补充足够的营养，又不至于加重脏器的消化负担，从而使我们轻松健康地乐活无忧。

当然，我们还可以有针对性地采用"反欺骗"的方法，让大脑提前 20 分钟感觉到血糖的升高，这样我们就可以少吃 20 分钟饭。胡萝卜泥恰好可以起到这样的作用，它的"升糖指数"非常高。升糖指数高的食物有很多，它们大多富含热量，而胡萝卜在其中可算独树一帜。胡萝卜的升糖指数是 90 左右，跟巧克力相当，但是所含的热量非常低。

如果将胡萝卜做成胡萝卜泥，则效果更好。原因是，胡萝卜泥可以更好地使之被肠黏膜吸收，快速地进入血液并升高血糖。血糖的升高还有一个好处，我们的胃就像一个可以伸缩的气球，没有食物的时候它是硬的，我们饿的时候胃就会变软，来准备盛食物。胃越软，盛的食物就越多。而当大脑感

知到血糖升高的情况下，会阻止胃继续变软，这样一定程度上就减小了胃的容积，我们即便贪嘴，可能也吃不下了。

胡萝卜泥的具体用法：将打好的胡萝卜泥放在小瓶里，带到单位，吃饭之前 10 分钟，适当吃一点即可。需要注意的是，不要只榨胡萝卜汁喝，这样胡萝卜里的营养成分会流失，升糖效果也会大打折扣。

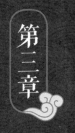

第二章

致命数字:
不得逾越的关键指标

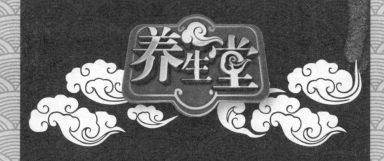

生命不能承受之"起伏"

正常情况下，人体的收缩压不超过 140 mmHg，舒张压不超过 80 mmHg。如果舒张压超过 80 mmHg，就称为高血压（高龄老人的高血压诊断标准略有不同）；若是超过 90 mmHg，就可以直接确诊为高血压。血压升高会使冠心病、心力衰竭及肾脏疾患等疾病的发病风险增高，甚至直接引发脑出血、脑中风。即便未确诊为高血压，异常的血压波动也会对我们的身体健康造成极大的伤害，不得不防。

健康候诊室

春暖花开，早起莫激动

悦悦："都说一年之计在于春，一日之计在于晨，早上起来遛遛弯，呼吸一下新鲜空气，对我们身体确实是有益的。但并不是早上做任何事都对身体有好处，比如最近天气开始暖和了，不少人都开始逛起了早市。早市熙熙攘攘，虽然热闹，但也容易发生意外。最近就出了一条这样的新闻。"

在沈阳的北塔早市，早上 6 点多钟就有人发现一位老人卧倒在路旁，路人便紧急拨打 120，将其送到医院。急诊科的医生第一时间给老人做了 CT，发现其左侧额叶大面积脑出血。由于事发突然，老人身边没有亲人。

但时间不等人，医院果断开辟了绿色通道，对其进行了微创手术。

悦悦："为什么逛个早市能逛出这么大的事情来？这位老人的脑出血究竟是什么原因造成的？请北京协和医院副院长张抒扬教授来给我们解释一下。"

张抒扬："这则新闻有三个要素值得我们注意，分别是老年人、早晨、脑出血。'三高'是最让老年人头痛的健康杀手，其中以高血压最为危险。有的老人早上起来还没吃药稳定血压，便兴冲冲地跑去逛早市，结果情绪一激动，加上可能早饭也没吃，水也没喝，就很容易发生这种脑出血的意外。"

悦悦："现在春暖花开，天亮得早，我身边很多老人早上5点就起床准备出门了。"

张抒扬："是的，随着季节的变化，人的生物钟也会有所改变。天亮得早，我们人也会醒得早，起得早。血压也是如此，像冬天，老人可能6:00～7:00才醒，血压也是从6:00～7:00才开始往上走。到了春天，人醒得早，我们的血压波动、内分泌及神经调节等都会'提前上班'。"

悦悦："也就是说开春以后，老人血压'爬坡'的时间也会提前，对吧？"

张抒扬："是的，早晨本来就是心脑血管疾病的高发时间。血压变化规律中就有一个'晨峰'，所以我们都建议高血压患者以及有类似倾向的老人，每天早上起来之后先把药吃了，再躺一会儿，等血压稳定后再起床，而且刚起床时的行动也要尽量慢一些，切莫心急鲁莽。"

悦悦："否则就容易引发脑出血？"

张抒扬："脑出血的确是高血压最为严重的并发症之一，不少高血压引起的脑出血由于抢救不及时，直接夺走了患者的生命。有资料显示，脑出血患者占全部脑中风患者的20%～30%，其急性期病死率为30%～40%。即便能醒过来，绝大部分脑出血患者也不能完全恢复到发

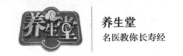
病之前的状态，运动障碍、认知障碍、言语障碍等都是很常见的后遗症。"

悦悦："所以说，老年人一定要注意自己的血压波动情况，尤其是在开春的早晨。切莫以为此时春暖花开、身强体健，就可以大意，其实这时恰恰是人体健康最危机四伏的时候。"

名医会诊

张抒扬 | 北京协和医院副院长、博士生导师

太高也不行，太低也不行

高血压，高风险

人体的血管有粗也有细，而我们大脑中最细的血管只有头发丝粗细，很容易发生阻塞，甚至被高压的血液冲破。有数据显示，超过50%的脑中风患者都是小血管脑中风。我们大脑小血管的壁是很薄的，通常只有1~2层肌肉细胞，它的弹性也很容易受血压影响。对高血压患者而言，为了应对长期的高压血液的冲击，这些大脑小血管的内皮细胞和平滑肌细胞就会被迫增生，造成管壁变厚，管腔变窄。随着管壁的不断变厚和管腔的不断变窄，血管受到的压力就会越来越大。

最终，有一些小血管承受不了这样持续的高压冲击，再加上动脉硬化造成的血管脆性增加，就容易出现血管破裂，导致脑出血，也就是出血性脑中风。所以，血压有问题的人，平时一定要注意情绪控制，更不要抽烟、喝酒，以免徒增健康风险。

在一次参加学术会议的路上，接送我的司机一直很着急地在跟另一个司机联系，他打了19个电话都没有回应。我让他不要着急，因为情绪波动容易造成血压升高，对健康不利。他告诉我，正是因为那个联系不上的

司机是高血压患者，他才着急的，生怕他出什么事。后来那个司机的老婆来了电话，他果然是因为脑出血被送去了医院急诊。我询问后得知，那位司机昨天晚上和同事分手时说自己回家还得喝二两酒再睡。这就是典型的有了高血压还不注意控制的负面例子。

高血压引起的并发症并不只有脑出血，它对我们全身的各个脏器，甚至各个部位都会造成严重的影响。例如，高血压引起的大脑小血管变形，会影响大脑主管的一些特定技能，比如说话、计算、推理等。如果是主管语言的丘脑部分的血管因高血压出血，即便是原本可以流利说英文的英语老师，也可能突然一句英语都说不了了。如果你发现自己的语言功能突然出现障碍，不见得是什么都不会说，而是经常性地想不起来一个物体叫什么名字，那就要提高警惕了。还有的人原来是会计，能写会算，却突然间计算能力急剧下降，这都有可能是大脑的小血管出了问题。

关注血压波动

血压最忌强烈波动、忽高忽低。就像一根皮筋，一会松、一会紧，总有一天会突然绷断。当然，我们每个人面对不同的工作，身处不同的状态，血压肯定会有不同幅度的波动。但这个波动本身应该是微小的，并且在一个健康、合理的范围内。一旦有了高血压，这个波动就会超出健康的范围。

正常人 24 小时的血压节律呈双峰双谷状态，即 6:00 ~ 10:00 上升，14:00 ~ 15:00 下降，16:00 ~ 18:00 又上升，以后缓慢下降直至凌晨 2:00 ~ 3:00 的最低谷值。这样描记形成的昼夜血压波动曲线，状如长勺，我们形象地称这种血压为勺形血压。勺形血压的风险在于夜间的低血压状态造成了我们颅内血压偏低，同样容易出现中风。

所以，在凌晨这个阶段如果出现身体不适，一定要重视。在睡眠时还要注意一个细节，那就是：是否打呼。打呼虽然常见，但也有健康风险，

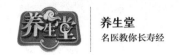

因为它会引起一定程度的呼吸暂停，正常人最多憋气 40 ~ 50 秒，但打呼引起的呼吸暂停有可能长达 1 分多钟，这段时间内我们的身体无法摄取到足够的氧气。如果这一现象发生在最危险的勺形血压底部的时间段，那我们大脑的缺血、缺氧情况就会更严重，极易出现脑中风。

不知道自己血压波动是否正常的人，可以一天分时段测血压 7 次左右，整体波动不超过 20 mmHg 是正常的。自测血压虽然并不复杂，但不少人都是睡觉起来一睁眼就半坐在床上测量血压，其实这样并不科学。根据《中国医生的血压测量共识》，有几点要注意：要排干净尿；要空腹；不能吃药；不能活动；要坐着测量血压；不管几点钟起床，都是起床 30 分钟到 1 小时后再测量血压；测量血压要测 2 次，然后取平均值。晚上睡觉吃药前再测 1 次，同样是测 2 次取平均值。

需要注意的是，高压和低压的两个数值会根据我们的年龄变化而变化，比如说年轻人，30 岁左右一般是低压高，高压正常。到了中年期，50 ~ 60 岁的血压一般是低压、高压都高。而 60 岁以上的老年人则是高压高，低压低。所以，如果你的血压数值有类似的变化趋势，则说明你的血管正在老化。

健康自修课

戒除让血管老化的不良习惯

我们每个人都有患高血压的风险，因为我们的血管时刻都在老化，我们都是高血压的潜在患者。高血压分为原发性与继发性两种。继发性高血压是指由某些明确的疾病引起的，它只占高血压患者的 5% ~ 10%；原发性高血压则占 90% 以上，其病因尚不完全明确，但与家族遗传及吸烟、食盐过多等不良习惯和职业、性别、情绪等因素有关。

不良生活习惯会加速血管的老化，高血压也会随之而来。所以，希望大家注意规避以下几点。

过度兴奋

有些职业由于工作压力过大，且注意力需要长期高度集中，便会使得神经一直处于过度兴奋的状态。例如出租车司机，开车时他们身体里面的交感神经会始终保持在兴奋状态，刺激心跳加快，心脏收缩力度加大。这时候，他们的血压就会升高，容易对血管造成伤害，他们的血管就比别人衰老得更快，也更容易发生硬化。

还有一些人特别容易脸红，他们就属于交感神经容易兴奋的人群。脸红就是交感神经兴奋刺激血管引起的，爱脸红的人一定要注意，在你脸红的时候，你的血管可能正经受着伤害。除了脸红，交感神经兴奋还会导致心跳加速，用手按脉搏就能察觉。

容易失眠的人也多是因为交感神经兴奋造成的。失眠时，血管所承受的损伤会更大。调查显示，长期"黑白颠倒"的人，患心脏病的风险会比正常人增加 1 倍。所以，我们要尽量缩短交感神经兴奋的持续时间。比如，有一定年纪的人开车时间不能过长，每开半小时就休息 5 分钟左右最好，这样可以让血压和血管得到一定程度的缓解。另外，适当的运动有助于缓解交感神经的兴奋，每天抽出半小时进行轻度或中度的运动，如快走、慢跑等，对缓解血管压力有很好的效果。

吸烟

吸烟是冠状动脉粥样硬化的重要因素之一，相关研究结果提示，吸烟通过抑制血管舒张、增加血管收缩、使斑块变得不稳定、启动炎症与血脂成分改变等途径，在冠状动脉粥样硬化的启动、触发与进展中发挥着重要

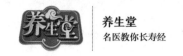
的作用。那些每天烟不离手的人，可以说他们的血管几乎无时无刻不在遭受着摧残。

盲目使用偏方

不少中老年人群中存在这样一种说法：醋能软化血管，能治疗高血压。但专家可以明确地告诉大家，这种说法是错误的！醋的主要成分是5% ~ 20% 的醋酸。醋酸进入人体之后就会分解，变成热量。醋酸并不会进入血管，也不会对血管产生任何作用。相反，醋会破坏钙元素在人体内的动态平衡，会触发和加重骨质疏松症，所以老年人最好不要长期喝醋。

因此，大家不要盲目相信"醋能治疗高血压"类似的偏方，而应多遵循医生和专家的建议，以免适得其反。

养生千金方

三色食疗，抗击高血压

有一种高血压叫易中风型高血压，其主要病因和不爱食用叶酸有关。中国人的中风发生率是欧美人的 3 ~ 5 倍，主要原因就是叶酸摄入不足。据不完全统计，每 5 个中国人里就有 1 个人缺乏叶酸，而他们正是中风的高发人群！易中风型高血压人群和普通高血压人群不太一样，首先他们身形偏瘦，其次他们的血脂、血糖都不高，有时候就连血压也相对稳定。但他们的血管里斑块很多，一旦发生中风就可能致残，甚至致死。

白色美食，清除胆固醇

对抗易中风型高血压，有三种特别重要的食物。第一种可以辅助降血压的是白色食物，这种食物之所以对高血压患者有利，是因为它富含胆碱。

胆碱可以乳化胆固醇，防止胆固醇在动脉壁蓄积，从而起到防止动脉硬化、预防高血压的作用。另外，胆碱还是神经传递素，有助于人体功能的自我调节。最后，胆碱属于碱性物质，可以中和体液中的酸性物质，防止体液酸化，预防血液黏稠引起的高血压。

胆固醇高是指血液中的胆固醇浓度高于正常值。一般情况下，胆固醇高会导致血管硬化、血管弹性降低，从而使血压增高，最终形成高血压。而胆碱则可以通过化学反应乳化存在于我们血管内壁上的"坏胆固醇"，使血管重新恢复弹性，降低高血压发生的概率。一些婴儿奶粉里会添加胆碱，而成人一天的饮食中也应含有 500 ~ 900 毫克的胆碱。而前面提到的，富含胆碱的白色食物就是豆腐。

首先，豆腐及豆腐制品的蛋白质含量十分丰富，而且豆腐蛋白属于完全蛋白，不仅含有人体必需的 8 种氨基酸，而且构成比例接近人体所需，其营养价值很高。其次，豆腐内含植物雌激素，能保护血管内皮细胞不被氧化破坏，经常食用可保护血管系统，还能预防骨质疏松、乳腺癌和前列腺癌的发生，是更年期女性的保护神。

而冻豆腐，其所含的脂肪中大约有 60% 是多不饱和脂肪酸（如亚油酸等），这些物质在人体中可以起到清除胆固醇的作用。此外，冻豆腐中还含有卵磷脂，卵磷脂在人体内可形成胆碱，还具有清除胆固醇、防止动脉硬化的功效。

鲜黄水果，改善血液循环

第二种对付易中风型高血压的辅助食物是黄色水果。它里面含有一种叫做黄酮的物质，可以改善血液循环，降低胆固醇。

黄酮能排出对人体有害的物质，消除血液中的血垢，调节血脂和血压，起到软化血管、抑制血小板聚集和抗血栓的作用，大大降低了心脑血管疾病的发病率，也可改善心脑血管疾病的症状。

另外，黄酮还是一种很强的抗氧化剂，可有效清除体内的自由基，这

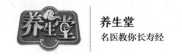
种阻止氧化的能力是维生素 E 的 10 倍以上。因此，黄酮能很好地提高人体的免疫力，延缓衰老。

水果中多富含黄酮，颜色越深，其黄酮的含量就越多。这里为大家推荐的是黄色的银杏果。银杏果又称白果，富含抗血小板活化因子，可以防止血液凝集，改善血液循环，防止血栓的形成。

同时，银杏果具有抗氧化的作用，可以清除体内的自由基，其含有的黄酮可以阻止色素在真皮层的形成和沉着，达到美白和预防色斑的功效。其中的一些微量元素也具有清除氧自由基和抑制黑色素形成的作用，还能改善皮肤血液的微循环，加速皮肤的新陈代谢，恢复皮肤弹性。

需要注意的是，银杏果具有一定的毒性，不宜多吃。小孩每天食用不宜超过 5 颗，老人不宜超过 10 颗。有高血压风险的老人可以选择每天早晨吃 7 颗，也可以熬粥食用。

青青佳饮，直接抗击中风

第三种食物为绿色饮品，则是直接抗击易中风型高血压的"先锋大将"，因为它富含的正是前面提到过的叶酸。

高血压和高 HCY（同型半胱氨酸）是发生脑中风的共同因素，而服用降压药物和补充叶酸，是防治脑中风的"黄金搭档"。美国、加拿大等国家通过研究已初步证实，补充叶酸在预防脑中风方面收效显著。我国的一项随机对照临床研究也表明，补充叶酸可以降低约 37% 的脑中风风险。

我国现有的饮食结构对补充叶酸不是很有利，单纯依靠正常饮食往往摄取不到足够的叶酸，临床上多通过服用叶酸片来额外补充叶酸。但盲目购买各类叶酸片服用也不行，因为叶酸吃多了可能对消化道造成伤害。建议大家有意识地多吃富含叶酸的食物，用最健康的方式补充人体所需的叶酸。

叶酸主要存在于绿色蔬菜和水果里，但老年人牙口不好，不太吃水果，同时又习惯将菜炒烂，这样食物中的叶酸就会遭到破坏，这也是为什么老年人脑中风发病率明显高于其他年龄层人群的原因之一。

作为一种水溶性维生素，叶酸最初是从菠菜叶子中分离、提取出来的。因此建议大家每天生吃果蔬250克，比如黄瓜、西红柿等。如果老年人觉得牙口不好，那就把这些生的果蔬打成汁来喝。大家可以根据口味进行搭配，可以是菠菜汁、黄瓜汁、猕猴桃汁，这些果蔬都含有丰富的叶酸。

高脂血症：
最易被忽视的健康杀手

　　在让人"谈之色变"的"三高"里，高脂血症似乎是最没有存在感的一个。高血压有致命风险，糖尿病患者众多，唯独高脂血症看起来没什么"亮点"。其实，高脂血症一点都不"低调"，它和糖尿病一样患者基数庞大，我国成年人血脂异常人数有1.8亿之多！相当于每6个成人里，就有一个人血脂异常。据统计，在35岁以上的人群中，有2500万人同时患有高血压和高脂血症，只不过由于高血压症状明显，危害巨大，所以高脂血症就相对地被忽略了。

健康候诊室

胆固醇也分好坏

　　刘婧："今天节目一开始，我们要让大家来看一张图片，图片上的东西长11厘米左右，看起来像腌制的香肠，但其实不是香肠。"

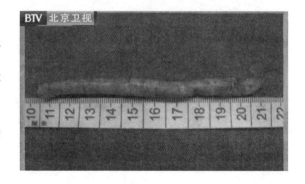

观众："这个我知道，这是血管里的油脂。我就是高脂血症患者，这是凝固的油脂。"

刘婧："确实，这条像蚯蚓、像香肠一样的东西，就是从一位患者的颈动脉血管中取出的一个斑块。而这个斑块，正是由高脂血症产生的。正常人很难想象，好好的血管当中怎么会藏着如此恐怖的东西。本来应该将血液输送到全身各个器官的血管中若有了这么一个长达 11 厘米的异物，血液还能通畅吗？"

李建军："这种情况的出现有一个先决条件，就是高脂血症。在这个案例中，患者由于血脂异常造成血管内膜增生，进而导致血管堵塞，引起血流供应障碍，最终形成脑中风、心肌梗死等严重后果。"

刘婧："归根结底还是高脂血症惹的祸。我这里有一个数据，说是我国成年人血脂异常的人数达 1.8 亿之多！相当于每 6 个成人里，就有一个血脂异常。这个数据准确吗？"

李建军："这个数据是准确的，很多人只关心血压、血糖，却忽略了血脂的问题，其实中国人的血脂异常现象是很普遍的。"

党爱民："是的，这样的临床案例非常多，我之前有一个朋友就患有高血压和高脂血症，他比较关注高血压，却忽视了血脂问题。有一天我突然得知他脑梗了，起因就是血脂异常。"

刘婧："说了半天血脂，可能很多人连血脂是什么都不清楚，麻烦您给大家科普一下吧。"

李建军："血脂就是我们血液中流动的有形成分，是中性脂肪（甘油三酯和胆固醇）和类脂（磷脂、糖脂、固醇、类固醇）的总称。它们是生命细胞基础代谢的必需物质。一般来说，血脂中的主要成分是甘油三酯和胆固醇，其中甘油三酯负责参与能量代谢，而胆固醇则主要用于合成细胞浆膜、类固醇激素和胆汁酸。"

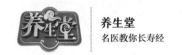

刘婧："那这么说来，胆固醇并不是个坏东西啊，为什么我们一直听说高胆固醇不好呢？"

李建军："胆固醇分为高密度胆固醇、低密度胆固醇和极低密度胆固醇三种，高密度胆固醇对心血管有保护作用，通常被称之为'好胆固醇'；低密度胆固醇偏高，罹患冠心病的风险就会增加，通常称之为'坏胆固醇'。血液中胆固醇含量每单位在 140 ～ 199 毫克是比较健康的，一旦胆固醇摄入多了，尤其是低密度胆固醇多了，它就会在血管里面不断堆积，刺激血管内壁增生，导致血管不断窄化，最后的结果就是各种严重的心脑血管疾病的发生。"

党爱民："是的，打个比方来说，高密度胆固醇就像一个垃圾的清运车，它会监察，发现哪个地方多了胆固醇，就会把胆固醇拉回来，运送回肝脏，处理后排出体外。而低密度胆固醇是没有监察能力的，不管有多少胆固醇都照运不误，久而久之就会造成血管堵塞，形成斑块等一系列问题。"

刘婧："我理解了，就是说高密度胆固醇和低密度胆固醇是两种类型不同的员工。一个聪明，懂得平衡之道，不会盲目地一条道走到黑；一个愚钝，只知道埋头苦干，结果反而好心办坏事。"

名医会诊

李建军 ｜ 中国医学科学院阜外心血管病医院血脂异常与心血管病诊治中心主任

党爱民 ｜ 中国医学科学院阜外心血管病医院心内科教授，主任医师，医学博士

李 缨 ｜ 首都医科大学宣武医院营养科主任

怎么吃才能拯救高脂血症患者？

高脂血症容易造成脑梗、心梗等严重问题，需要引起高度重视。随着年龄的增加，尤其是到了绝经期前后年龄段的女性，她们的血脂会随着年龄增长而明显增加。当然，这不表示血脂问题在男性身上就不明显、不重要。我们呼吁每个人都应关注、重视自己的血脂问题。专家建议男性45岁、女性55岁就要开始查查自己的血脂、血糖和血压问题了。

高脂血症的饮食禁忌

解决血脂问题的核心在于饮食，例如冬天很多人喜欢吃火锅，吃火锅时很多人都会点1盘，甚至2～3盘猪脑，觉得它味道很好。殊不知，100克的动物大脑约含2000多毫克胆固醇，而需要严格控制胆固醇摄入量的高脂血症人群，每天最多只能摄入200毫克胆固醇，这两个数值相差整整10倍！而这还只是100克，大概一个拳头大小的猪脑。

其次，动物的肝脏、肾脏，还有鱼子、虾酱、蛋黄等，这些都属于胆固醇含量较高的食物，血脂异常的人群要慎食。例如，一个蛋黄的胆固醇含量约为250毫克，所以我们一般建议患者每天只吃半个鸡蛋，再从其他食物里补充一点蛋白质。

可能很多人觉得这个不能吃，那个不能吃，日子就没法过了，所以干脆不忌口，想吃什么就吃什么，结果只能早早地让自己疾病缠身。

李缨主任遇到过一个患者，她是一位孕妇，怀孕以后就放开了吃，想吃什么吃什么，后来发现体重增长太快，就不敢吃主食了，肉也适当减量，但长期养成的饮食习惯没法一下子更改，她总是觉得饿，就不停地吃水果，有时一天就能吃1.5千克的草莓、苹果之类。殊不知，水果虽好，但也不能当饭吃，毕竟水果里也有果糖，像香蕉的含糖量就非常高，这也容易导致血糖、血脂升高。结果在妊娠26周的时候，医生就发现她有妊娠糖尿病，而且血脂也过高。

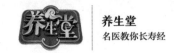

所以说，不管什么美食，都不能过量。饮食有节，健康才能长存。而且，有些饮食误区我们一定要尽早逃离，比如有很多高脂血症的人会尽量少吃肉，甚至不吃肉，但这不代表你的饭菜中就没有油脂了。其实很多人都是稀里糊涂地就得了高脂血症，因为他们平时总是会吃下很多隐形油脂。最主要的隐形油脂就是每个人都会吃的主食，比如米饭、馒头等，因为这些主食里面一般都含有糖分。

我们在饮食中摄入糖分后，通过唾液、胰腺和肠液的作用，糖分会转化成葡萄糖，这些葡萄糖被运送到肝脏，和脂肪细胞释放出来的游离脂肪酸合成，就被制造成新的甘油三酯。如果不控制主食的摄入量，那即便减少了饮食中的显性油脂，人体的血脂依然会居高不下。营养专家建议，成年人每天应该控制糖分摄入在120克左右。中国居民平衡膳食标准中建议，男性每天水果的摄入量是300克，女性是200克，如果食用的是高糖水果，那就要适量减少，比如男性每天吃250克，女性每天吃150克。

高脂血症的饮食推荐

对于高脂血症患者，我们在饮食上有几个推荐。首先是橄榄油，世界卫生组织的一项调查结果显示：希腊人的心血管疾病和癌症的发病率较低，这与当地居民长期食用橄榄油有着密切关系。橄榄油就是天然的色拉油，是理想的凉拌菜和烹调用油。橄榄油富含单不饱和脂肪酸，能调节人体血浆中高、低密度脂蛋白胆固醇的浓度比例，从而使得血脂水平趋于正常，起到保护心脑血管的作用。还有鱼油也对降脂有很好的帮助，其中富含的EPA和DHA能够帮助降低血液中胆固醇和甘油三酯的含量。

需要提醒中老年人的是，选油的基本原则是不能偏爱某一种油。人们都说橄榄油好，但是橄榄油中亚麻酸的含量非常低。而紫苏籽油虽然富含α–亚麻酸，可是又不耐高温。所以说，没有一种可以完全满足人体各种营养需求的食用油。中老年人必须学会根据自己的身体特点，搭配使用食用油。

其次，高脂血症患者要多摄入膳食纤维，它可以把"坏胆固醇"的含量降低，把"好胆固醇"的含量升高。膳食纤维是碳水化合物的一种，被视为"第七大营养素"。膳食纤维分为水溶性和非水溶性两种，其中水溶性膳食纤维能降低血液中的胆固醇含量，对我们十分有益。在富含水溶性膳食纤维的食物里，海藻类是佼佼者，如海带、羊栖菜等。尤其是羊栖菜，100 克羊栖菜所含有的水溶性与非水溶性膳食纤维共计达 40 ~ 60 克。相对更常见的魔芋也不遑多让，其膳食纤维含量占自身重量的 60% 左右。另外，香菇、黑木耳等也是富含膳食纤维的降脂食物。

不少人现在喜欢在白面的基础上加一些麦麸食用，麦麸当然是高纤维食物，对血脂的形成有一定的抑制作用，但营养专家还是建议大家选择加工粗糙的全谷类食物，种类可以多样化，如白米、白面、燕麦、高粱米、小米、紫米等。

健康自修课

高脂血症：最熟悉的陌生人

我们都知道高脂血症是"三高"之一，但我们对它的认识，却远远不如高血压和高血糖那样深刻。

高脂血症指的是脂肪代谢或运转异常，使血浆中一种或多种脂质高于正常值的情况，它是一种全身性疾病。人体血液中胆固醇和（或）甘油三酯过高，或高密度脂蛋白胆固醇过低，现代医学多称之为血脂异常。由于脂质不溶或微溶于水，必须与蛋白质结合以脂蛋白的形式存在，因此，高脂血症通常也被称为高脂蛋白血症。目前公认的高脂血症包括高胆固醇血

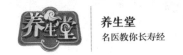
症、高甘油三酯血症以及复合性高脂血症。

关于高脂血症的诊断标准，目前医学尚无统一方法。以前多认为血浆总胆固醇浓度 >5.17 mmol/L（200 mg/dl）可定为高胆固醇血症，血浆甘油三酯浓度 >2.3 mmol/L（200 mg/dl）为高甘油三酯血症。但各地由于所测人群的不同，以及采用的测试方法有所差异，其制定的高脂血症的诊断标准也不一样。为了防治动脉粥样硬化和冠心病，最合适的血浆胆固醇水平应该根据患者未来发生心脑血管疾病的风险来决定。发生的风险越高，合适的血浆胆固醇水平应该越低。

很多原因都能导致我们的血脂出现异常。比如长期服用类固醇等特殊药物的人群，就很容易出现血脂代谢紊乱。或者生活习惯不良，如久坐、酗酒、抽烟、长期精神紧张或焦虑等，都可能引起暂时的血脂升高，若是长期维持这些不良习惯，便会引发高脂血症。尤其是现在生活条件好了，很多人天天大鱼大肉，绿色果蔬却吃得很少，这些都增加了我们罹患高脂血症的风险。

如果没有去体检，我们能通过一些什么样的迹象来判断自己是否有血脂异常的问题呢？

中老年妇女血脂增高的一个重要信号是身上会长黄色的毒瘤。其中，眼睑的黄色瘤是最常见的一种

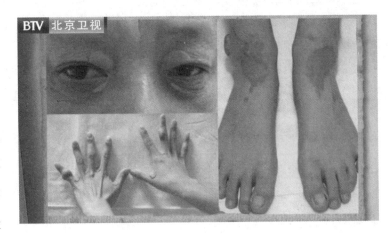

黄色瘤

表现形式，多出现在眼角内侧。

当然，血脂增高造成的黄色瘤还可能出现在我们的手和脚上。一旦发现自己长了黄色瘤，就要引起重视，及时到医院去查一下我们的血脂，看看有没有血脂过高的问题。

有的高脂血症患者会出现眼睛干涩、脚抽筋、头昏脑涨不清醒的症状，这其实和高脂血症的相关性并不大，很可能是其他因素引起的，不能作为高脂血症的征兆。当然，与缺血相关的症状，包括小腿跛行、走路时出现头昏、胸部发闷等值得警惕，它们有可能是由血脂异常引起的。

养生千金方

降脂良方：红米配香菇

红米是我国独特的传统美食，中医称之为红曲米，主要以籼稻、粳稻、糯米等为原料，用红曲霉菌发酵而成，呈棕红色或紫红色。就是这种红曲霉菌，能帮助我们降低血脂。20 世纪 70 年代，日本的远藤章教授从红曲霉菌的次生级代谢产物中发现了能够降低人体血清胆固醇的物质——洛伐他汀，引起了医学界对红米的关注。1985 年，美国科学家戈尔茨坦和布朗进一步找出了洛伐他汀抑制胆固醇合成的作用机理，并因此获得了诺贝尔奖，红米也由此名声大噪。

红米是现在已知的唯一一种含有天然他汀的食物，长期食用红米能够实现"三降一升"：降低胆固醇、甘油三酯和低密度脂蛋白，升高高密度脂蛋白。除此之外，它还能清除血管中的垃圾，保护血管内皮细胞，预防各类心脑血管疾病，如脑中风、冠心病、高血压、心肌梗死等。大家平时可以食用一些红米，帮助我们的血脂保持在一个正常的水平。

红米有天然染料的功能，做排骨时大家一般喜欢炒糖上色，其实也可

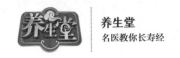

以用一点红米来代替，烧排骨的时候加入一点红米，既能达到上色的功能，也让排骨没有那么油腻。由于红米烹饪后放置过久容易发硬，所以红米煮粥是最好的选择。可以在晚上睡觉前取红米 30 克，大米 100 克，用清水冲洗干净，放进电饭锅，加入一些清水，经过一夜的焖煮，第二天早上一锅营养美味的红米粥就可以吃了。

不过，因为红米平时不常用，所以选购的时候需要特别注意。首先是闻，红米有特殊曲香味，略有淡淡的酸味；其次是看，红米的颜色为暗红或者紫红色，掰开截面，颜色接近或者略淡，带点白色，如果中心白色很多就是没有长透，发酵的时间越长，颜色越深；再次是搓，如果颜色过浅，有些鲜红，可用手或者纸巾搓揉几下，看是否有颜色沾染，如果有，则有可能是染色产品，需谨慎购买。

要想降低血液中的甘油三酯，还可以加入适量的香菇。降低甘油三酯的一类降脂药就是烟酸类药物。香菇富含铁、钾等多种微量元素，其烟酸含量在菌类中也是比较高的。每 100 克香菇含有 24.4 毫克烟酸。香菇不仅能降低甘油三酯，还能降低人体内总胆固醇的含量。日本的一项实验结果显示，坚持每天吃 90 克香菇，持续 1 周，总胆固醇值会下降约 10%。

由于香菇多为干品，食用前要用水泡发，不少人为了把香菇充分泡开，会把它放在水中长时间浸泡，但这种做法并不科学。因为香菇中富含麦角甾醇，这种物质在接受阳光照射后会转变为维生素 D，如果用水过度浸泡或清洗香菇，就会损失其中的营养物质。过分浸泡还会使香菇的香味大大降低，对口感也有所损害。

此外，大部分人都是用凉水泡香菇的，这种做法也不可取。因为香菇中含有一定量的核酸分解酶，用温度超过 70 ℃的热水浸泡时，这种分解酶就会催发自身的核糖核酸，进而分解出含有香味的物质，使香菇更加鲜美，更有营养。如果用凉水浸泡，则无法有效催发这种物质，泡发的香菇会不够美味，营养价值也大打折扣。所以，建议大家将香菇用 70 ℃的热水浸泡 2 个小时左右就可以了。泡完以后，即可加到红米粥里一起焖煮食用。

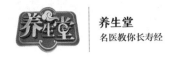
名医名方，
让糖尿病望风而逃

　　近年来，我国糖尿病患者人数不断增加，并越来越趋向年轻化。其实，糖尿病本身并不可怕，但它伴随的高血压、冠心病、肾病等并发症却有致命风险。即便不影响生命，有些糖尿病足患者也会严重到需要截肢的地步。因此，我们不仅要学习一些名医名方，及时调理身体；也要在生活习惯上做出改变，最大限度地降低糖尿病发生的概率。

糖尿病有多可怕

　　悦悦："现在得糖尿病的人太多了，而且有越来越年轻的趋势。我有时都怀疑自己是不是糖尿病前期。"

　　陈文伯："没错，数据显示，我国成年人当中有 4 亿人都处在糖尿病前期！糖尿病前期在体检数值上并不能被明确查明，它需要辅以一些特殊身体信号才能被确认。"

　　悦悦："这个数字太吓人了！"

　　陈文伯："其实呢，糖尿病本身并不可怕，但是它的并发症却有致命风险。像糖尿病患者偶尔因为吃过多的降糖药造成低血糖，这一般没有生命危险。但是他们却比健康人群更容易患上高血压、心脏病。一旦糖尿病合并高血压、心脏病等疾病，就可能危及生命。"

悦悦："糖尿病是不是还会严重影响四肢的健康？"

陈文伯："是的，许多糖尿病患者容易出现下肢溃疡，如果没有得到及时治疗，最后患处就会发生颜色变黑、坏死的现象，变成我们所谓的'十指零落'。"

悦悦："为什么糖尿病容易引起脚上的病变呢？"

陈文伯："一是因为糖尿病的病程较长，且经久不愈，本身就容易引起人体气血的亏虚。二是因为双脚处在人体末端，本身血液循环就比别的部位差，加上很多糖尿病患者喜欢长期坐着，这样就更影响下肢的血液循环。肌体长期缺血、缺氧后，坏死就发生了。"

悦悦："我听说不少糖尿病足最后严重到需要截肢的程度，这是危言耸听吗？"

陈文伯："不，这是真的。所以为了预防糖尿病足，大家每天都要适当运动一下。我平时坐诊时也会隔一段时间就站起来活动活动。对糖尿病患者而言，只吃药是不可取的。不要总是坐在沙发上，应该时不时运动一下，例如出去散个步之类的。"

名医会诊

陈文伯 | 国家级名老中医，教授，主任医师，北京鼓楼中医院原院长

陈 新 | 陈文伯学术传承人

糖尿病足溃疡，试试"三黄面"

下肢溃疡或坏疽是糖尿病患者的重要并发症之一。很多糖尿病患者会发

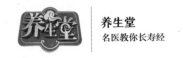

现：如果下肢出现伤口，就很难愈合。严重的不但不愈合，还会越来越严重，甚至可能因为一个小创口的感染，发展为糖尿病足。以前我们治疗的多是下肢溃疡的患者，但是在 2011 年时，我曾治疗过一例严重到"肉烂见骨"的患者。

这名患者是海南人，他在去医院检查血糖时，不小心把脚跟刮破了，之后创口久不愈合。因为感染问题，肉腐烂以后有脓，所以医生就不停地清创，以至于最后从脚跟到脚心都烂得没有肉了，全是骨头。

他当时也看了不少医生，但脚上的问题迟迟不能解决。我虽然治疗过不少下肢溃烂的病，但如此严重的情况也是第一次见。当时患者的溃烂处发白、发灰，这说明患者的气血虚亏到一定程度，连红肿热痛都没有了，但所幸创口颜色还未发黑，组织没有完全坏死。

我们是这样治疗的：首先，用刺激性相对较小的碘伏来适当清创，之后用香油炸药面，炸到焦黄程度后，用此香油外敷，最后包上纱布。同时，我们也给患者开了一些内服的药物。治疗了两个月左右后，患者脚跟到脚心处已经看不到骨头了，有一层约 1 厘米的新肉包裹其上，说明伤口已经渐渐好起来了。

为什么清创不能太彻底呢？中医讲究"煨脓生肉"。"脓"其实是生机的外在表现。化脓是体内正气尚足，与邪气抗争的表现。"煨脓"其实是在维护和调动身体的再生本能，留着脓与肉一起长，可以促进坏死组织的腐化脱落和受损组织的再生修复。如果伤口的脓清理得干干净净，出血势必会增多，这就会伤其气血。而且，消毒时如果用酒精还会增加患者的疼痛感，降低患者的抵抗力。所以，我们在治疗时只是用碘伏大概清理了创口。

大家可能会好奇，清完创口后我们外敷的居然是炸过药面的香油。香油这种厨房常见的调味品也可以当药吗？其实，早在《神农百草经》和《本草纲目》中就提到，香油有清热解毒、消肿止痛、生肌长肉的作用，可以隔绝空气和患处，促进伤口愈合。我之前去农村义诊时碰到一位得了耳软骨炎的患者，这种病中医叫"旋耳疮"，就是耳朵的软骨发炎、肿起来了，连别人说话都听不清。因为家中无钱诊病，他一直扛着，后来我就让他用棉签蘸香油涂抹患处，一天 3 次，一个星期后病就差不多好了。

香油对于糖尿病患者而言是一种不错的药。很多患者因为气血亏虚，一旦皮肤出现了伤口，便久久不能愈合，这就容易造成进一步的溃烂，导致严重后果。对于这种小创口，可以用三黄药面来治疗。

准备黄连 10 克、黄芪 15 克、黄芩 10 克，压制成药面，放在蒸锅里用蒸汽消毒之后，外敷患处即可。"三黄药面"也可以与香油配合使用（药面：香油 =15：100），把药面放在香油里炸几分钟，晾凉后把药油抹在伤口上，效果也非常不错。

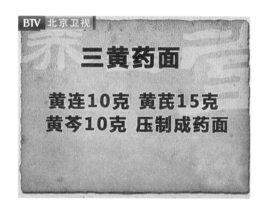

总之，糖尿病患者如果下肢出现了小伤口，万不可掉以轻心，应该尽早处理。千万别等溃疡变得越来越大、继发感染后再去看医生。

健康自修课

糖尿病前期的几大征兆

现代医学研究证实，糖尿病并非突然发病的，它有不少前期征兆。虽然糖尿病前期在体检数值上并不会有明确显示，但只要辅以一些特殊的身体信号，我们就能基本确认自己是否是潜在的糖尿病"后备军"。根据 2013 年发布的《中国成人糖尿病流行与控制现状》显示，我国糖尿病前期的发病率高达 50%！也就是说，每 10 个人里至少有 5 个人都是糖尿病前期。我国的

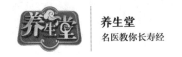

成年人当中，有 4 亿人都处在糖尿病前期！

虽然糖尿病前期患者自己没什么感觉，但实际上他们身体内的部分微血管已经开始病变了，从而在身体上显露出种种信号。通过病理分析与长期观察可以发现，这些信号一般分为四种。这四种信号只要有一种出现，就可以算是糖尿病前期的征兆了。

一、颈围过大

最新研究显示，当男性颈围 ≥ 39 厘米、女性颈围 ≥ 35 厘米时，就接近糖尿病前期的临界值了。当测量值达到甚至超过这个临界值时，你就一定要关注自己是否是糖尿病前期了。

二、黑棘皮病

如果大家发现颈围已经接近临界值，那就要关注糖尿病前期的第二个信号，如果出现了这个信号，就非常危险了！第二个信号是脖子周围皮肤的颜色。当脖子周围出现一圈黑，好像总是洗不干净时，这就是"黑棘皮病"。这种皮肤病不是天生长得黑，而是皮肤褶皱处局部发黑。从糖尿病前期开始，人体的微血管循环就开始变差，这时人体皮肤的皱褶处就容易出现黑色素沉积并变得粗糙，这在脖子后面和腋下的皱褶处尤为明显。

三、餐前低血糖

有些人在晚餐前会出现饿、心慌、出汗等症状，这就是糖尿病前期最典型的一个症状，叫做餐前低血糖。一般人在空腹时不会有低血糖现象，有的人即便不吃早餐，在午餐前也不会出现这种现象。因为这种现象不是饿出来的，而是吃出来的。胰岛素就像一辆小车，能把血管内的糖运走，但处在糖尿病前期的人的胰岛素在餐后 3 ~ 4 个小时是最多的，此时胰岛素分泌达到高峰，而血液中的血糖值已经不高了，这时大量的胰岛素小车还是会"勤勤恳恳"地把血液里仅剩的糖都拉走，结果自然会出现低血糖现象。而这个时间，恰好是在下一餐开始之前。这就是为什么很多人都觉得自己酣睡一晚，早上起来也不会饿得慌，反倒是在午饭前或晚饭前饿得心慌、难受。

四、吃饱即犯困

美国杜克大学综合医学中心的贝思博士研究发现，糖尿病的一个重要的早期信号就是吃饱就困，偶尔一次不必担心，但如果经常这样，则可能是身体在报警。

除此之外，糖尿病前期风险比较大的人群还包括以下几种特殊情况：有糖尿病家族史或有心血管病史；有高血压、高脂血症病史；有妊娠糖尿病史；生产过体重超过 4 千克婴儿的女性。

当然，仅凭以上这些信号，我们还不能确诊一个人是否处于糖尿病前期，最关键的一个标准，其实是一条参考线。我们通常以空腹血糖值来判断是否患有糖尿病，正常人的空腹血糖值为 3.89 ~ 6.1 mmol/L；如 > 6.1 mmol/L 而 < 7.0 mmol/L，则为空腹血糖受损；如两次空腹血糖 ≥ 7.0 mmol/L，则可能是有糖尿病，建议复查空腹血糖及糖耐量试验。如果随机血糖 ≥ 11.1 mmol/L，则可确诊为糖尿病。

养生千金方

名医茶饮方，甜药降血糖

关于糖尿病，中西医素来有不同的认识角度。西医认为糖尿病是胰岛素接收器出问题所致，而中医则把糖尿病归为消渴症，以多饮、多食、多尿、身体消瘦为主要特征。早在《黄帝内经》里就有消渴这一病名了，后来张仲景在《金匮要略》中将消渴分为三种类型：上消、中消、下消。

上消：多饮而渴不止，病情仍算轻微。

中消：消谷善饥，伤及内脏。

下消：口渴、小便如膏，病情已趋严重。

中医治疗消渴，也就是糖尿病，主要依靠的是"吃"。吃药，同时控制饮食。看过中医的人对汤药一定不陌生，连续喝一周你也许感觉还可以忍受，但若是喝上三个月的汤剂，想必没几个人能扛得住。更何况，有的糖尿病患者体内虚热，难免会加上苦味的药物清热解毒，若是让人坚持喝几个月这样的汤药，确实比较难做到。那么，有没有不那么苦的汤药呢？

针对很多患者的这一苦恼，国家级名老中医陈文伯先生独创了一种不苦的甜药，使得糖尿病患者不会因为药苦而难以坚持。为了方便大家饮用，陈老还特意精简了药方。

枸杞自古以来就被认为是一种阴阳双补的食品和药物。从中医的角度看，枸杞可滋补肝肾之阴，久服可以延缓衰老，延年益寿。有的人认为枸杞子嚼起来是甜的，所以不适合糖尿病患者食用，事实上这是认识上的误区。现代科学实验表明，枸杞提

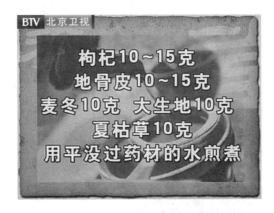

取物对大鼠有显著而持久的降糖作用，可以增强糖耐量。而且，枸杞对稳定血压也很有帮助。

地骨皮也是一味神奇的中药，虽说名字看着很陌生，其实它就是我们熟悉的枸杞树根的皮。中医认为，地骨皮味甘、淡，性寒，入肺、肾经，能凉血退蒸、清热泻肺。同枸杞一样，地骨皮也有降血糖和降血压的作用。

麦冬不仅可以降血糖，还对心脏很有好处，可补心阴之不足。另外，麦冬具有协调胰岛素的作用，可以降低血糖，促进胰岛细胞功能恢复正常。

大生地又叫生地黄，归心、肝、肾三经，它也是治疗糖尿病的常用药，可养阴清热、生津止渴。不管是降血糖，还是降血压，它的作用都很显著。

还有最后一味药——夏枯草。夏枯草，顾名思义，是冬天生长夏天枯萎的一种中药植物。它是这个方子中唯一一味带有苦味的中药，有着极好的降糖作用。有研究表明，从夏枯草中提取的降糖素，每 100 mg 的作用强度就相当于 22.6 单位的胰岛素。

这五味药煎煮后，就可放入保温杯中代茶饮。需要注意的是，这个方子对糖尿病前期及中期的患者有一定的降糖作用，对重度的糖尿病患者则不适合。而且，此方适合体质燥热之人，脾胃虚寒者则应该根据病情添加山药、白术、人参等药物进行调节。

一种顽疾，
一百种并发症

大部分人对糖尿病还停留在"不能吃甜"这一简单认知上，其实，糖尿病是一组由多病因引起的、以慢性高血糖为特征的终身性代谢性疾病。其对人体的危害性之高，远超乎我们的想象。据世界卫生组织统计：糖尿病的并发症高达100多种，是目前已知的并发症最多的一种疾病。而在糖尿病死亡患者中，有一半以上是由心脑血管并发症导致的，还有10%是肾病变所致。即便没有造成死亡，因糖尿病及并发症而截肢的人数也是非糖尿病的10～20倍。而且，糖尿病并发症一旦产生，通常都很难逆转，因此尽早预防是所有糖尿病患者的唯一选择。

健康候诊室

糖尿病：常见到已经被忽视

悦悦："大家都知道喝酒太多不好，但有的人就是控制不住自己。这不，有一位资深'酒友'，连住院都要带两瓶酒去。"

倪青："不是两瓶，是两桶。他是我接诊的患者，据他跟我说，他每天4斤（1斤≈500毫升）白酒是少不了的。"

悦悦："4斤？我听别人喝酒都是按两（1两≈50毫升）计算的，他这直接上斤了，还是每天！"

倪青："可不么？酒伤肝，他这个喝法，肝脏肯定会出问题！他之所以到我们这看病住院，起因就是他突然觉得自己看东西模糊了。中医说肝开窍于目，肝不好，眼睛自然也会有问题。"

悦悦："所以他是得了肝病吗？"

倪青："他的肝的确有问题，但这并不是他住院的主因。他的双眼眼底出血，我们判断是全身性的疾病导致的，并非某一具体脏器的问题。而且，他还有一个症状，就是脚上破溃后经久不愈，一直流脓。"

悦悦："这个我知道，是糖尿病的主要并发症之一。"

倪青："是的，很多糖尿病患者下肢出现的伤口都很难愈合，严重者还会发展为糖尿病足。所以我当时就让他去验一下血常规，结果发现他血糖为 19.1 mmol/L，我们就给他安排了紧急住院。"

悦悦："19.1 mmol/L？据我了解，两次空腹血糖 ≥ 7.0 mmol/L 即考虑有糖尿病风险，如果是随机血糖 ≥ 11.1 mmol/L，那就能确诊为糖尿病。他都 19.1 了，自己没有感觉吗？"

倪青："这位患者还是有所察觉的，他当时的诊断从中医的角度来说叫消渴病，现代医学诊断就是 2 型糖尿病。"

悦悦："我身边就有很多 2 型糖尿病的老人。我特别想问一下全院长，我们现在算是糖尿病问题非常严重的国家了，但好像还有很多人并不在意，或者说没有意识到自己有糖尿病问题。"

仝小林："是的，据统计，我们国家的糖尿病患者能接受治疗的也就 1/3 左右，能够治疗且达标的，可能还不足 40%。这种现状主要就是因为很多患者对自己疾病的严重程度认识不清楚。"

倪青："确实，很多人以为糖尿病只是一种需要忌口的常见病，其实它是一种严重的全身性疾病，并发症既繁多又难缠，一定不能掉以轻心。"

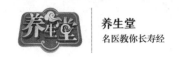

名医会诊

仝小林｜中国中医科学院广安门医院副院长；中国中医科学院首席研究员

倪　青｜中国中医科学院广安门医院内分泌科主任医师

占永立｜中国中医科学院广安门医院肾病科主任医师

糖尿病后期并发症

　　上面那位血糖为 19.1 mmol/L 的患者可能已经让大家觉得有些夸张，其实，真正严重的糖尿病患者，其血糖数据远超你的想象。

　　2014 年 1 月，患者刘先生自觉咳嗽、咳痰、胸痛。口服抗生素治疗后，出现双下肢浮肿、四肢逆冷、麻木、周身乏力等症状，于是紧急入院。经检测，其血糖值为 32 mmol/L，他尿里的蛋白则有 500 mg/dl，也就是我们通常说的 4 个加号。同时，他的肺和肾都伴有严重问题。住院后经过检测，刘先生的症状及体征表现为双下肢及阴囊水肿、乏力、耳鸣、听力下降、纳眠差、小便少、大便 6 天未行。

　　这就属于糖尿病肾病的第 4 期或者第 5 期了，是糖尿病的晚期并发症。这样的患者可能只有通过透析才能解决问题。糖尿病肾病不同于一般的肾病，也不同于糖尿病的一般并发症，它在糖尿病的所有并发症中被称为"糖尿病中的癌症"。一旦得了糖尿病肾病，特别是 4 期以后的糖尿病肾病，基本上都是不可逆的，而且其痛苦程度绝不亚于癌症。癌症患者做了手术或者化疗以后，其生活质量相对还可以，但糖尿病肾病除了需要透析外，还要遭受肿胀、四肢麻木、畏冷等一系列症状的困扰，基本谈不上有什么生活质量。

　　最让我们担心的是，糖尿病肾病的发病率很高，如 1 型糖尿病患者，有 20% ～ 40% 的概率会发生糖尿病肾病。而且，糖尿病肾病在我国的发病率呈持续上升趋势，目前已成为终末期肾脏病病因的第二位，仅次于各种肾小球肾炎。

例如上面这位刘姓患者，其病症就伴有双手指及足趾麻木，咽部充血，还有扁桃体1度肿大。扁桃体1度肿大则说明他身体里可能有炎症反应，而四肢麻木则说明他可能已经有了糖尿病周围神经病变的一些反应，因为麻木属于感觉障碍。糖尿病周围神经病变一般会出现各种运动障碍，如眼皮耷拉下来、眼球不能外展等，而更多的患者出现的则是感觉障碍，先是四肢刺痛，而后麻木，触觉减退，冷热觉也会逐渐减退，但患者一般都会怕冷畏寒，尤其是四肢末梢畏冷。当然，凡事都有例外，也有个别患者表现为一种烧灼样的疼痛，他就是觉得热，但实际摸上去皮肤并不热。这说明他的神经功能已经乱套了，要么对什么都不敏感，要么就过度敏感。

经过进一步检查，我们还发现刘先生右侧胸肋部可见散在性丘疹，双下肢可见散在破溃、瘢痕和胫前色素沉着。其中，胫前色素沉着是糖尿病最有特征性的一种皮肤改变，其实就是皮肤的微血管受到糖尿病损害后，容易在磕碰、外伤的情况下留下色素沉着斑。它容易出现，却不容易消退。

我们知道，糖尿病是一种全身性疾病，其相关的皮肤病变是很多的。从前我们认为其最主要的症状是"三多一少"，即：吃得多、喝得多、尿得多、人消瘦。临床上最常见的则是患者有皮肤瘙痒问题，至少1/3的糖尿病患者都有较为明显的皮肤瘙痒症状。糖尿病是一种代谢性疾病，很容易影响到末梢神经，产生皮肤的异样感，如瘙痒。同时，糖尿病患者多尿，易脱水，所以皮肤经常干燥，这也是糖尿病型瘙痒的主要原因之一。

早期糖尿病患者的瘙痒还算可以接受，它分为全身性和局部性，一般发生于肛门和会阴部周围。因为这里皮肤和黏膜较多，温度、湿度较高，加上高血糖，就会引起菌群失调，发生瘙痒。等到中后期，一晚上痒几个小时，控制力差的人就会一直挠、一直挠，其痛苦程度可想而知。

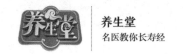
所以，得了糖尿病以后，一旦控制不好，就会"从头到脚都是病"，这其实并不夸张。从上半部来说，先是眼底、视网膜病变、充血，有的还伴有耳鸣，因为听觉神经受到了影响。更严重的是糖尿病的脑血管病，如缺血性中风，就是我们通常说的脑梗死，这在糖尿病的后期并发症里也是很常见的，而缺血性脑梗死会引起人的认知功能障碍，后期就会发展为成老年痴呆。

从脖子往下，还有颈动脉硬化、颈动脉狭窄等着我们，这样的患者容易休克，心脏功能也很受影响。再往下，还有糖尿病肾病、心脏病等。不少糖尿病患者还会腹泻和便秘交替出现，上面的刘先生就是6天没有大便。再到下肢，会出现血管病变，导致下肢动脉硬化、糖尿病足，俗称"烂脚丫"，严重到需要截肢的情况也不鲜见。

健康自修课

糖尿病的饮食误区

糖尿病可以说是一种吃出来的病，因为它在很大程度上是由不良饮食习惯造成的，尤其是在老年群体中经常会出现的盲目滋补。其实，搭配合理的饮食才是健康的饮食，而不是昂贵、冷门的各种食补。在预防糖尿病的日常饮食上，我们最容易出问题的就是早餐。

早餐吃好还是不吃好?

不少人觉得，既然糖尿病是吃出来的，那我少吃，甚至不吃，就不会有血糖过高的问题了吧。其实，这是一个误区。有时，不吃也能导致糖尿病，尤其是早餐。从我们人体的生理时钟来看，晚上睡眠时血糖通常都比较平稳，但从早上4:00左右开始，血糖就会自然上升。不吃早餐容易造成胰岛素的不正常分泌，对自然升高的血糖难以起到控制的作用。这样一直上升到午餐前后，人体的血糖就会达到很高的数值，比正常吃早餐还高。而且，人体每天需要的能量大致是平稳的，早餐不吃，午餐和晚餐肯定要把缺失的热量补回来，这样午餐和晚餐就容易进食过多，导致血糖反弹性升高，使血糖在一天内经历较大的波动，进而影响整体的胰岛素调节功能。

美国研究人员的实验证明，与吃过早餐的日子相比，在没吃早餐的日子里，参试者的平均胰岛素和血糖水平要明显升高。胰岛素反应上升了28%，葡萄糖反应则上升了12%，分别属于中度和轻度升高的水平。这些参试者的胰岛素和血糖同时升高，说明人体内出现胰岛素抵抗，代谢血糖的能力下降，需要分泌更多的胰岛素，才能将血糖控制在正常范围。而这种现象，正是糖尿病的早期警报信号之一。

所以，对于已经患有糖尿病或者有糖尿病隐患的朋友来说，保证吃早餐、保证吃对早餐都是很重要的。很多人为了减肥，仅以水果当早餐，但这样便缺乏给大脑提供能量的糖原，又缺乏能使人保持旺盛精力的蛋白质，长此以往就会引起多种营养素的缺乏，是不可取的。健康的低糖早餐依然要保证碳水化合物、蛋白质、维生素俱全。

早餐应该怎么吃？

不少人会选择粥和包子作为早餐，在他们印象中，白米粥米少水多，喝了血糖不易升高。但事实上，很多糖尿病患者都有过类似经历：想喝点粥，但一喝血糖就涨上去了。这并非空穴来风，有研究表明，如果用衡量食物对血糖波动影响大小的指标——血糖指数来做参照，若葡萄糖的血糖指数定为100，那白米粥的血糖指数就有90多，夸张地说，喝粥就相当于直接喝葡萄糖了。所以，粥并不属于低糖早餐。至于常和粥搭配食用的包子，也不是理想的低糖早餐。包子皮是由经发酵的面制成的，发面进入胃里更容易消化，也更容易升高血糖。相对而言，饺子皮则由未发酵的面做成，较难消化，血糖指数相对平缓很多。同样的道理，烙饼也要比馒头更适宜

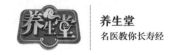
糖尿病患者。

其实，米饭、米粥都容易升糖，但选择不一样的用料会为我们的血糖带来不同的影响。在精白米中，糯米的含糖量最高，普通粳米次之。没有精磨过的各种糙米，无论是普通糙米还是紫米、黑米，消化速度就明显比精白米要低。现在还有不少人提倡喝杂粮粥，杂粮的确是好的，可以让肠胃多研磨消化，从而减缓吸收的过程。但选用什么杂粮也有宜忌，例如，玉米本身是糖尿病患者的理想食物，因为它所含的可溶性糖较少，而粗纤维含量却是大米的9倍，有利于糖尿病患者降低餐后血糖水平。但玉米品种较多，不是什么玉米都可以放心吃。如甜玉米，它的可溶性糖含量比大米还要高2%～15%，其中大部分是蔗糖、葡萄糖和果糖，食用后易使血糖上升。而糯玉米的支链淀粉含量较高，很容易被消化吸收，食用后血糖的上升速度比其他谷物快，因此不宜单独食用。黑玉米大多也是糯质的，食用时最好搭配豆面、燕麦等富含粗纤维的粗粮。还有一些人认为粘豆包和大黄米粽子也是杂粮，可以放心大吃，结果当然同样是悲剧。

真正的低糖杂粮是豆类中的红小豆、绿豆、芸豆、豇豆、干豌豆、干蚕豆、小扁豆、鹰嘴豆等，它们都含有50%以上的淀粉，可以替代部分主食。但是加的量也需要注意，熬粥、焖饭等至少要加到用米量的1倍以上，否则没有什么效果。

养生千金方

管住嘴，吃回"低糖人生"

如果胰岛素不能正常工作，血糖自然就会升高。胰岛素不正常工作的原因有很多，医学界最近有了一个新发现：当人体长期处于摄入热量超标的情况下，就会破坏肠道菌群的平衡，从而导致胰岛素不能正常工作。当肠道里的菌群结构被破坏后，有害菌就会增加，有益菌就会减少，这时有害菌产生的毒素进入血液循环，就容易加重胰岛素抵抗，最终可能引发糖尿病等慢性疾病的发生。胰岛素抵抗是指各种原因使胰岛素促进葡萄糖摄取和利用的效率下降，胰岛素抵抗易导致代谢综合征和 2 型糖尿病。

正常情况下，我们每天应该进食的热量，是（身高－105）×30，如果你身高180厘米，那每天应该进食的热量就是（180－105）×30＝2250大卡。如果人体长期摄入的热量超过这个指标，就很容易破坏肠道菌群的平衡，导致胰岛素抵抗，最终变成糖尿病。

高热量＝高血糖，所以我们必须严格控制每天的热量摄入，为此我们需要了解一些食物所含热量的情况。很多人以为自己偏爱吃素，意识不到自己吃的热量有可能会超标。以松仁玉米为例，大家都以为它是粗粮，是素食，但100克松仁玉米的热量竟然有248卡，而每100克黑椒牛扒的热量才170卡。

除了总热量超标，脂肪量超标也是破坏肠道菌群的重要原因！世界卫生组织规定，每人每天摄入的脂肪量最好不超过55克。还是以松仁玉米为例，100克松仁玉米的脂肪含量是17.87克。1盘松仁玉米通常是300克左右，也就是说，如果你今天吃了1盘松仁玉米，那你的脂肪摄入量已经饱和了，你吃的其他食物里的脂肪都会加重肠道菌群的负担。在素菜里，热量比较高、需要慎吃的有松仁玉米、麻婆豆腐、红烧茄子等。

我们的主食可以选择饺子。150克的猪肉馅饺子，脂肪才12克，总热量也只有332卡，而且它有肉有菜有主食，是膳食平衡的典范。有人担心吃主食血糖容易升高，这个也可以解决，比如米饭，单一的米饭糖分含量比较高，但如果做成"二米饭"，就是大米和小米一起蒸，糖分含量立马就降下来了。这是一个窍门，把高糖和低糖的食物混在一起吃，就减少了吃高糖食物的量，自然也就把糖分降下来了。

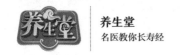

　　如果不知道每个菜具体的热量是多少，我们可以采取这样一种指导原则，在总量一定的范围内，饮食多样，单位量少。即吃的种类越多越好，每种吃的越少越好——最好不超过50克。

　　低糖饮食的关键不只是食物的种类，食用方法也有讲究。研究表明，早餐吃同样的东西，咀嚼的次数不同，人体的血糖值也不同。现在很多人吃饭都会不自觉地囫囵吞枣，时间是节省了，健康却被忽略了，这是很危险的。当食物迅速进入体内的时候，胰岛素还来不及分泌，血糖值便会急剧上升。而慢慢进食则能够让胰岛素有充足的时间分泌，从而减缓血糖上升的速度。专家建议大家吃早餐时一口要嚼30下左右，这样血糖会大幅度下降，而且血糖的曲线也会变得平稳，也就不会出现峰值。

　　在食物种类不变的情况下，进食的先后顺序也对血糖有影响。专家建议每顿饭先吃菜，后吃饭，吃菜也以蔬菜为先，肉类为后。别一上来就捡肉去，先吃几口蔬菜，然后吃肉，你的血糖就会变得安分很多。因为吃菜就等于在吃膳食纤维，例如豆豉，可以让之后摄入的糖分附着在膳食纤维上，糖分的吸收就会变得比较慢。

　　进食的过程很重要，进食之后的步骤也不能忽略。血糖偏高的人在餐后1小时内最好消耗一定的热量，但此时又不宜进行大量的运动，因此最好的选择就是洗澡。晚餐后出去遛个弯，回来洗个澡，就可以带走不少身体热量，而我们身体首先消耗的热量就是糖分。

第四章

排毒祛毒：
让生命通道不再拥堵

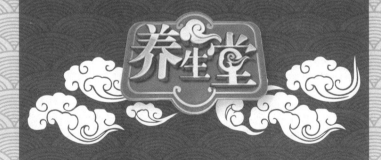

排毒祛毒，
小心堆积出的顽疾

　　稍微有点养生常识的人都知道排毒的重要性。毒素不仅来源于我们自身，也来自外界，而这内外之毒都是时刻更新的，排毒必然会是一场持久战。因此，我们不仅要注意改善自己的生活、饮食习惯，拒绝肥甘厚味，避免身体内部毒素的累积，也要掌握一些排毒、祛毒的方法，让毒素没有机会损害我们的身体。

健康候诊室

三七：血管清道夫

　　一玲："大家应该都听说过，有一味中药叫作三七。"

　　观众："当然，我们家里用的牙膏就是三七的。"

　　一玲："三七作为牙膏原料好像有点'大材小用'，我听不少名医说过，三七的主要作用是止血和活血，有止血不留淤的特点，除此之外还能消肿止痛。"

　　观众："为什么三七既能活血，也能止血呢？"

　　一玲："这么专业的问题，我们有请北京中医药大学东直门医院临床研究中心主任吴圣贤医生来解答。"

吴圣贤："的确，中医在多年临床实践经验中发现，三七既能活血，又能止血，可以双向调节。先说它的活血作用，我们医生把三七叫'血管清道夫'，因为它对血小板的聚集、对血栓的形成，还对一些血脂形成都有一定的抑制作用。现在不少临床数据也表明，三七对心脑血管病有很好的预防效果。这主要是因为从三七中提取的活性有效成分——三七总皂苷，它具有活血化淤的作用。同时，三七中还含有一种特殊的氨基酸，叫作三七素，它能够起到很好的止血效果。这是现代药理学对三七双向调节作用的解释。"

一玲："我听说黄芪既能升压，也能降压，这也是双向调节作用吧？"

吴圣贤："是的，很多中药的作用都不是单一、限定的。就像三七，它除了活血止血、消肿止痛之外，还有一个神奇的功能：预防脑梗死。三七可以让我们的血脉保持流畅，晚上服用适量的三七，可以减少夜间发生脑梗死的概率。因为人在睡眠状态的时候，血流速度最慢，更容易发生脑梗死。"

一玲："通则不痛，是这意思吧？"

吴圣贤："差不多，人体不少疾病都是由淤和滞造成的。我们说排毒解毒，其根本目的就是保持体内各个通道的通畅，这样才能避免'堵'出病来。像容易患脑梗死的人群，就是中年以后血压、血脂和血糖都有异常的人，这些人的血管是最容易被堵的。"

一玲："很多观众向我们反映：他们在吃三七粉的时候，直接吃特别容易呛，放到水里又搅不开，那三七粉应该怎么吃最合适呢？"

吴圣贤："含在嘴中，用温水送服即可。觉得比较难服的话，可以去药店买 0.25 克的空胶囊，把三七粉装进去，即可服用。三七的药性比较大，正常保健，一天服用 0.25 克足矣，而且最好是在晚上，可预防脑梗死。需要提醒大家的是，脑梗死极易复发。不少研究表明，得了脑梗死以后，

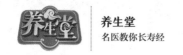
半年内的复发率高达 5% ~ 8%，五年内的复发率则在 15% 左右，像北京地区则能到 25% ~ 27%。为了预防复发，大家也可以在日常生活中用三七来保健养生。"

名医会诊

杨志旭 ┃ 中国中医科学院西苑医院急诊科主任
吴圣贤 ┃ 北京中医药大学东直门医院临床研究中心主任

饮食有道，当心肥甘厚味

排毒祛毒是中医里一个非常重要的概念，可以说，人人都需要排毒。仅仅依靠三七去清理血管是不够的，因为我们身体里能"藏污纳垢"的地方实在太多了。最关键的是，很多"毒"都是我们不知不觉间吃进去的。我就遇到过一个让人印象深刻的案例。

有一个 50 多岁的老病号，以前关节疼，还老失眠，所以经常来我们门诊看病。他平常没有什么不良爱好，不抽烟，也很少喝酒。唯一的问题出在饮食上：他特别爱吃油腻的东西——肥肉、肘子、大排骨……我多次提醒他注意饮食习惯，多吃些清淡的食物。他却总以血压、血脂、血糖正常为由拒绝了。

他最初只是关节和睡眠有问题。后来有一次，他突然患了重感冒，病毒来势汹汹，很快引起了重症肺炎，还伴有肾功能损害，尿都排不出来。我们一看情况实在严重，就马上给他转到了重症监护病房，给他做了血液净化——类似于透析，将血液抽出来，通过专业机器过滤循环了再给他输回去。在这个过程中，我们会将血液中的代谢产物等杂质过滤出来，相当于对血液进行了一次排毒。

由于血液抽出来之后是很容易凝固的，所以我们会加入抗凝剂。通常在使用抗凝剂的情况下，这个血液过滤器能用 24 小时以上，甚至 50 个小时也没有问题。但这位患者就不行，他只用了 2 个多小时，过滤器就堵了，连续 2 天都这样。

后来我们分析：虽然他血脂、血糖都不高，但肥腻的东西吃太多，也就是中医常说的"过食肥甘厚味"，导致了中医所说的水湿停，有痰浊，还有血淤。由于血液内的"毒素"比较多，所以他用的血液过滤器就很容易发生堵塞。

所以说，良好的饮食习惯是健康的基石。不要单纯用几项指标来衡量自己的身体状况。不少人血脂、血压、血糖都正常，身体却依然不健康，就是因为他们日常的饮食有偏嗜，日积月累，导致毒根深种。

这种情况不仅普通人容易忽视，就算是医生，有时也会大意。

我有一个朋友原来学医，后来转做行政了，平常应酬很多，时不时还抽点烟、喝点酒。他本人是很瘦的，按理说血脂应该正常，但他血脂却很高，血压也有点偏高。作为学过医的人，他知道这样是有风险的，但因为他实在太忙了，没时间去系统地调理一番，所以血脂、血压一直控制得不太理想。

有一天他应酬时喝了些酒，之后又抽了会烟，回来之后就觉得有些不舒服，心里闷闷的，还有点恶心。连续几天都是这样，而且越来越难受。他怀疑自己是不是心脏出了问题，就赶紧拿出给父亲备的硝酸甘油，共含了三片，还是没有缓解。他知道情况不对了，赶紧打电话求救，自己也不敢乱动了，等急救车把他送到医院，一做检查，竟然是急性心肌梗死。

为什么总要等到性命攸关的时候，大家才会意识到自己之前的饮食习惯有多不可取呢？不光是现代医学反复提醒大家要注意饮食习惯，少吃油腻食物，早在几千年前，中医传统理论著作《黄帝内经》就已经为大家敲

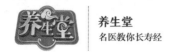

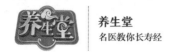
响警钟了。

"膏粱厚味，足生大疔"，也就是说吃那些肥腻的东西，就容易长大疔——也就是疮疡。中医认为，多吃甘肥厚腻的东西容易产生水湿痰浊，会

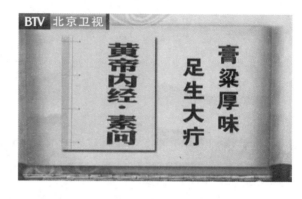

影响整个人体的气血循环，容易引起气滞血淤，最终导致腐败肉烂。这种例子我们在门诊也是屡见不鲜，虽然长疮疡不像心肌梗死那样严重，但患者也是饱受煎熬。

健康自修课

排毒，不能只靠药物

不少人迷信药物的力量，认为服用具有排毒作用的药物就能达到完美的排毒效果，其实这是排毒养生的一大误区。如果不能养成健康的生活、饮食习惯，那在药物排毒、解毒的同时，身体仍然会源源不断地吸收外界的有害物质，制造、积累新毒素，如此又怎能将身体里的"毒"完全排尽呢？

在各种排毒产品的广告大行其道的时候，不少白领都风风火火地实施着自己的"排毒工程"，家里、办公室里都准备了不少排毒药物。可最常见的情况是：苦苦的药吃了，大把的钱花了，身体状况却没有多大好转，有的人还会出现疲困、便秘等症状，不仅没从亚健康恢复到健康状态，反而慢慢衰退到更严重的疾病状态，实在是得不偿失！

是药三分毒，几乎每种药物长期服用后都会产生一定的副作用，尤其是以"泻"为主的排毒药物。长期服用排毒类"泻药"，会让我们的肠道反射功能及敏感性降低，肠蠕动的力量减弱，消化功能受损，不仅无法顺利排毒，还会影响我们对食物的消化吸收，造成营养不良等后果。

排毒养生作为一个全方位的系统工程，其成功的关键不是排毒药物，而是需排毒者的健康生活理念。

首先，要"内外兼顾"地堵住毒素进入身体的各种通道。有意识地远离外界环境的污染；生活有规律，保持良好的睡眠习惯；规范饮食，不暴饮暴食，适当多吃一些富含膳食纤维的蔬菜、水果。蔬果多呈碱性，可中和饮食中糖、肉、蛋等摄入后产生的过多的酸性物质，还能将积聚在细胞中的毒素溶解掉，是极佳的排毒养生品。最重要的是，良好的作息和饮食习惯有利于形成良好的排便规律，让我们的肠道一直维持在一个比较好的状态。

其次，适度的运动，例如慢跑、爬山、游泳、骑自行车等，都能加快胃肠的蠕动，促进排便。而且运动时我们会出汗，还要大量饮水，我们可以通过汗液和小便将"毒素"更顺畅地排出体外。

中医有种说法，叫"正气存内，邪不可干"。如果我们保持健康的生活、饮食习惯，就会"正气"旺盛，让机体免疫力和抵抗力处于良好的状态，不惧各种"外毒"的侵袭，也更有利于将身体里的"内毒"排出。此时再配合服用排毒调补的药物，才能收到事半功倍的效果。

因此，认为可以单纯通过服用排毒药物来排毒养生的人要注意了，仅服用排毒药物不仅不能完全排毒，若服用方式不当，还会损害我们的健康。所以，当务之急就是转变排毒观念，走出排毒误区，用健康的生活理念打造全新的"无毒生活"！

养生千金方

厨房里的避毒良方

　　每家厨房里都有葱、姜、蒜，它们除了做调味品之外，也是各具保健功效的养生佳品。尤其是大蒜，大家都知道大蒜有杀菌能力，但具体效果如何呢？医学研究表明，大蒜的杀菌能力是青霉素的1/10左右，对多种致病菌，如葡萄球菌、脑膜炎、肺炎、链球菌及白喉、痢疾、伤寒、结核杆菌和霍乱弧菌等都有明显的抑制或杀灭作用。大蒜是天然的植物广谱抗菌素，约含2%的大蒜素。大蒜素有很强的杀菌能力，它进入人体后能与细菌的胱氨酸发生反应并生成结晶状沉淀，破坏细菌所必需的硫氨基生物中的硫基，使细菌的代谢发生紊乱，从而无法繁殖与生长。吃大蒜可杀死多种致病真菌与钩虫、蛲虫、滴虫等寄生虫，因此很多人用生吃大蒜的方法来预防流感及肠道感染病。

　　南京三八保育院堪称"史上最牛幼儿园"，因为每天饭后，老师都会给小朋友吃一瓣蒜头，这种传统已经延续了60多年！记者采访时发现，南京三八保育院给宝宝们吃的蒜头都是经过加工处理的糖醋蒜，而且都是在早饭后吃的，一天一瓣。正是由于常年保持了这一习惯，这里的小朋友普遍很少感冒。

　　除了杀菌，大蒜还是很好的"避毒"佳品。现代社会生活中，我们接触毒物的机会非常多：大气雾霾、汽车尾气、做饭油烟……每一

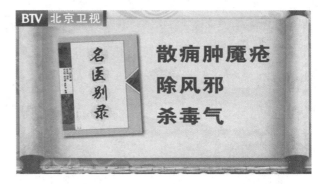

项都会对我们的健康造成不同程度的影响。这时候，大蒜就可以发挥作用了。

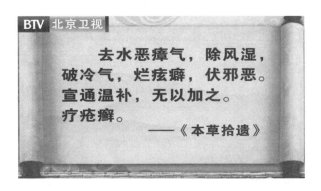

去水恶瘴气，除风湿，破冷气，烂痃癖，伏邪恶。宣通温补，无以加之。疗疮癣。

——《本草拾遗》

中医历来推崇大蒜的避毒效果：《名医别录》里面说它能够散痈、祛风邪、杀毒气；《本草拾遗》也记载，大蒜具有去水恶瘴气、除风湿、伏邪恶等效果；《随息居饮食谱》里更是直接称大蒜具有辟秽解毒的功效。

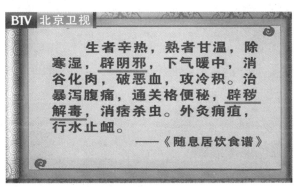

生者辛热，熟者甘温，除寒湿，辟阴邪，下气暖中，消谷化肉，破恶血，攻冷积。治暴泻腹痛，通关格便秘，辟秽解毒，消痞杀虫。外灸痈疽，行水止衄。

——《随息居饮食谱》

大蒜具有辟阴邪辟秽解毒的作用

我们要用大蒜来避毒，就要巧用它。比如，做菜时可以加点大蒜进去，让毒、菌在还没进我们嘴里之前就被杀死。另外，大蒜的气味也是可以辟秽的，我们经受的外毒多是各种污浊的气味，用大蒜的气味冲一冲，也是一种避毒的方式。

生活中，我们可以利用大蒜的避毒功效躲避很多健康陷阱。中国中医科学院西苑医院急诊科主任杨志旭就曾遇到过这么一个生活中的真实案例。

夏天的时候，杨志旭主任带着几个小孩去游泳，由于担心海水不太干净，杨主任就让这几个小孩吃点生大蒜。其中一个小孩比较怕辣，死活都不吃。游泳的时候，大家或多或少都喝到一点海水，结果其他小孩都没事，只有那个没吃大蒜的小孩发生了腹泻的情况。

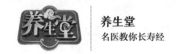
现在的海水早已不如从前干净，小孩子的免疫力本身就比较低下，一旦呛了几口海水，就容易出现腹痛、腹泻等症状。在游泳前吃点大蒜，有助于杀菌避毒，以防万一。

除此之外，大蒜还有一定的抗癌功效。国外研究发现，大蒜中的含硫化合物能促进肠道产生一种叫作蒜臭素的物质，可以通过增强机体的免疫力、阻断脂质过氧化形成以及抗突变等多种途径，降低肠道肿瘤发生的概率。

另外，大蒜还能够降血糖，并对一些血管病变，像心脑血管病变有一定的防治效果。流行病学研究结果显示：在每人平均每天吃生蒜 20 克的地区，人们因心脑血管疾病死亡的发生率明显低于无食用生蒜习惯的地区。

究其原理：第一，大蒜可以抵抗血栓的形成。研究表明，大蒜中的精油具有抑制血小板凝聚的作用，可以达到预防血栓形成的效果；第二，大蒜可以降低血脂。临床研究结果显示，受试者每天食用生蒜 50 克，连服 6 天后，其血清总胆醇、甘油三酯及低密度脂蛋白的含量均明显低于试验前的含量；第三，大蒜能够降低血液黏稠度。不少研究显示，抽烟及酗酒会使血液黏稠度明显增加，但如果同时食用生蒜，血液黏稠度的增加程度就不会如此明显；第四，大蒜还能降血压。轻度的高血压患者如果每天早晨吃几瓣醋泡的大蒜，并喝两汤勺醋汁，半个月左右，其血压就会降低。

需要注意的是，要想让大蒜发挥更好的避毒、防癌、保护心脑血管的作用，吃法上面也有讲究。大蒜遇热就会损失活性成分，所以最好以生吃为主。在吃之前可以捣碎成泥，然后在室温放置 10 分钟，让大蒜中的活性成分充分释放。另外，生食的腊八蒜、糖醋蒜也是不错的选择。大蒜虽好，也不能多吃，每天 2～3 瓣就可以达到避毒保健的作用了。

经络排毒，
真要"打通"任督二脉？

　　武侠小说里常有"打通任督二脉，天下无敌"的说法，其实，如果真能保证任督二脉的通畅，"天下无敌"不敢说，"天下无毒"倒是很有可能。作为《黄帝内经》里的重要创举之一，经络学说几千年来都是中医诊病、治病的重要组成依据。经络就像纵贯人体的广阔的河流湖泽，经络是否畅通，直接影响着人们的健康与寿命。在排毒养生上，经络自然也是重中之重。

健康候诊室

你身体里的"排毒孔"堵塞了吗？

　　悦悦："最近排毒养生的话题很火，今天桌上这个小壶里就装着由排毒秘方泡制的佳茗。杨主任，我想赶紧倒出来尝一碗，看看效果。咦？为什么倒不出来呢？"

　　观众甲："可能是水太满了吧。"

　　悦悦："水太满了？这位阿姨一看就很有生活经验，您来分析一下为什么好好的茶壶却倒不出水来呢？"

　　观众乙："应该是孔堵住了，憋着气，只要把盖打开就可以了。"

　　悦悦："还真是！我还以为是导演考验我的智商呢，满满的一壶排毒药

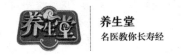

茶却倒不出来。原来是我把盖子盖死了，憋着气，自然倒不出来。"

杨志旭："这跟人体排毒是一个道理。光解毒不行，还得排出去，才能够完成排毒的全过程。我们的身体也会出现类似某个孔被堵住的情况，导致毒素无法顺利排出。"

悦悦："我们身上也有类似的排毒小孔？"

杨志旭："是的，我们身上也有很多排毒小孔。有人曾做过一些实验，实验员把动物的胃肠道给堵起来，再给动物的胃里注射一些实验液体，之后进行观察，结果发现动物的那些相对应人体的穴位，都有实验液体渗出来。"

悦悦："动物身上也有穴位吗？"

杨志旭："跟人体当然不一样，但从相关实验里能看出一些联系。还有人做了另外一个实验，实验员往有消化性溃疡的动物的胃里注射芥子油，之后进行观察，结果发现在动物的体表，芥子油也会发生渗出，而且它渗出的一些位置跟我们日常治疗胃肠疾病的穴位很相近。"

悦悦："居然还有这样的事！"

杨志旭："是的，我们人体本身就有一套比较隐秘、能够排解内毒的一套系统，这就是中医所说的经络系统。《黄帝内经》认为：人体上有一些纵贯全身的路线，可称之为经脉；这些大干线上有一些分支，在分支上又有更小的分支，古人称这些分支为络脉，经脉和络脉合称为经络。《黄帝内经》认为经络的作用十分重要，甚至能'处百病，调虚实'。"

悦悦："如何理解呢？"

杨志旭："'处百病'是说经脉之气运行正常，对于疾病的治疗与康复起着重要的作用，中医治病都必须从经络入手。痛则不通，通则不痛，这是经络学说在民间传播最广的一句话。当我们的身体发生疾病时，经络不通，自然疼痛难忍。只有经络畅通，才能使气血周流，疾病才会好转，患者才得以康复，不再受病痛的折磨。'调虚实'指的是调整身体的虚证和实证。比如对实证，有人患有胃痉挛，可采用针刺患者足三里穴的方式，使胃部的肌肉放松下来；对虚证要用补法，如胃部肌肉弛缓的患者，可以针刺足三里穴，加强肌肉的收缩能力。当然，尽管都是针刺足三里穴，但因为虚实不同，一个用的是泻法，而另一个用的是补法。"

悦悦："原来如此，那关于排毒解毒的经络有哪些呢？"

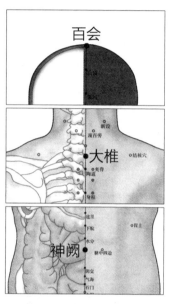

杨志旭："排毒一般涉及的是经络上的穴位，也就是前面提到的排毒小孔，最常见的有百会穴、大椎穴和神阙穴。百会穴大家都知道，就位于我们头顶正上方——严格说位于头顶正中线与两耳尖连线的交叉处。大椎穴则位于人体的颈部下端，第七颈椎棘突下凹陷处。神阙穴又叫脐中穴、气合穴，顾名思义，它就在脐中央的位置。"

悦悦："中医真是博大精深，看来我们需要学习的排毒知识还有很多。"

名医会诊

杨志旭 | 中国中医科学院西苑医院急诊科主任

真的需要打通任督二脉吗？

前面提到的几个排毒穴位：百会穴、神阙穴、大椎穴等，基本上都是在人体的正中线上。一个是前面的中线，一个是后面的中线，这就是中医所说的奇经八脉之二：前面是任脉，后面是督脉。任督二脉听起来特别像武侠小说里的杜撰，打通之后就能变成功夫高手。其实在现实中，它们也确实对人

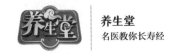

体有很重要的作用。

中医认为，人体有奇经八脉，分别是：督脉、任脉、冲脉、带脉、阴维脉、阳维脉、阴跷脉、阳跷脉。其中，督脉、任脉、冲脉这三条经脉都起源于人体的胞宫——即女性子宫（男性则对应于肚脐下方四寸处），仿佛三胞胎一样，所以被称为"一源三岐"。

任脉行于人体腹面的正中线，多次与手足三阴经及阴维脉交会，可以总任一身之阴经，故被称作"阴脉之海"。任脉起于胞宫，与女子妊娠有关，故有"任主胞胎"之说。

督脉行于背部正中，多次与手足三阳经及阳维脉交会，可以总督一身之阳经，故被称作"阳脉之海"。中国人有句话叫"脸朝黄土背朝天"，劳作时人的背总是往上的，对着太阳，因此行于背上的督脉可以主阳气。另外，督脉行于脊里，上行入脑，并从脊里分出属肾，所以它与脑、脊髓、肾都有密切联系。

冲脉上至于头，下至于足，贯穿我们全身，是气血运行的要道，能调节十二经的气血，故被称作"十二经脉之海"，又称"血海"。

人体的奇经八脉并非各自为政，而是彼此联系着为人体服务的。中医有种说法叫"心肾相交"。心是火脏，藏神而主火；肾是水脏，藏精而主水。心火要往下走才能够温暖肾水，否则就会导致肾水过寒。肾水要往上走才能滋养心火，否则就会导致心火过旺。不管是肾水过寒还是心火过旺，都会导致人体出现失眠、头痛等一系列问题。所以，中医说心肾相交、水火相济、阴阳调和，人体才能得到平衡。任脉过心，督脉落肾，同理，任督二脉也要阴阳调和、循环通畅，才能最大限度地降低疾病发生的概率。尤其在任督二脉循环的过程中，人体要新陈代谢，要排毒解毒，这就更要保证其循环通畅了。

人体有很多的排毒通道，比如，消化道通过大便来排毒，泌尿道则通过小便来排毒，皮肤则通过发汗来排毒。所以，我们在日常中用得最多的排毒方法就是这九个字：泄腠理、利小便、通大便。利小便、通大便很好理解，而泄腠理则是指发汗。

要发挥"泄腠理、利小便、通大便"的排毒功效，就要保证任督二脉的循环通畅。

督脉通畅，阳气带着肾水顺利地向上走，人体津液充盈，在阳气的升发作用下，发汗排毒——也就是"泄腠理"。如果督脉不通，比如有颈椎病，肾水和阳气上不去，头部得不到充养，就容易出现失眠、头晕等症状。

任脉通畅，阴气带着精血、津液往下走，我们的大、小便才能够顺利。如果任脉不通，就容易出现腹胀、二便不利，甚至还会影响食欲。

有一位80多岁的知名教授被诊断出肝癌，需要手术和化疗，但家人考虑到他年纪太大了，就没有做这些治疗，而到我们这边来寻求中医治疗。他来的时候是被抬着过来的，基本上不能够进食，而且平常还有便秘的问题，属于排毒不畅，情况比较严重。

我们在中医治疗的过程中，主要就是给他通任督二脉，然后给他补肝、脾、肾，再兼通大、小便。治疗不到10天，他就基本上能够下地走路了，后来每个下午大概可以走半个小时，而且吃饭也非常好，腹痛、腹水等肝的问题也都没有出现，算是维持得相当不错。

这就是保证任督二脉通畅对排毒解毒以及身体健康的好处。

健康自修课

经络命名里的讲究

《黄帝内经》认为，人体有十二经脉，这十二经脉可以说是经络的主干线，所以又叫"十二正经"，十二正经的分类、名称、运行位置可参照下表：

手三阴经	手太阴肺经、手少阴心经、手厥阴心包经	从胸部沿手臂内侧走到手指
手三阳经	手太阳小肠经、手少阳三焦经、手阳明大肠经	从手指处沿手臂外侧一直到达头部
足三阴经	足太阴脾经、足少阴肾经、足厥阴肝经	从双足向上走，沿腿内侧进入腹部
足三阳经	足太阳膀胱经、足少阳胆经、足阳明胃经	从头部向下，沿腿外侧达到足趾

刚开始接触经络的人，可能会觉得这些经脉的名称太拗口了，而且根本不明白是什么意思。其实，经脉的名字非常好理解，它由三个部分组成：

1. 经脉运行的躯干位置。一般只有手、足之分。手、足分别拥有六条经脉。

2. 经脉的阴阳属性。中医认为：外侧属阳，内侧属阴；后侧属阳，前侧属阴。因此，沿手臂内侧运行的三条经脉就被称为手三阴经，而从手臂外侧运行的三条经脉则被称为手三阳经。同时，阳经、阴经还需要按照阴气、阳气程度的深浅分成少阴、厥阴、太阴和太阳、少阳、阳明。其中，少阴阴气最重，因此在内侧的最里面；太阴的阴气最轻，因此在内侧的最外面；厥阴的阴气介于少阴和太阴之间，当然在内侧的中间。太阳、少阳、阳明的分类也与之相同。

3. 经脉的相关脏腑。每条经脉的名字所带有脏器就是其联系的脏器，也就是说这条经脉就是负责调节这个脏器的。十二经络联系的脏腑分别是肝、胆、心、小肠、脾、胃、肺、大肠、肾、膀胱、心包和三焦。其中，三焦泛指人的整个胸腹，心包则是指保护心脏的一块区域。

养生千金方

通经舒络，排毒祛病

自我按摩，疏通督脉

　　要想疏通经络，针灸是最直接也最有效的方法，它通过特质金属针或艾草刺激体表穴位，疏通经气，调节人体脏腑的气血功能。但针灸比较专业，普通人不宜自行尝试。其实，利用一些简单易操作的按摩、梳头手法，也能起到疏通经络、排毒解毒的功效。督脉不通，就可以通过梳头和按摩的方式来疏通。

　　督脉不通一般会导致肝火旺盛，结果就是出现睡眠不佳、容易急躁等症状。火旺就要用水浇，水从哪里来？自然是从督脉里把肾水自下往上引。具体方法：先从发际开始梳头，从前面的发际一直梳到后面的发际，这里整个都是督脉的走向。而且这条线上有很重要的百会穴和上星穴，疏通百会穴可以开窍醒脑、定睛安神、调节情志；疏通上星穴则可以治头痛、眩晕，有助于安眠。每次梳 20 下，早上起床以后和晚上睡觉之前各做 1 次，即可达到很好的保健效果。

　　除了梳头，我们还可以通过按摩的方式来疏通督脉，可以选择风府穴和大椎穴。风府的意思是指督脉之气在此吸湿化风，风府穴是天部风气的重要生发之源，它位于人体后发际往上 0.5 寸左右的地方。大椎穴是诸阳之汇，把它打通了，人就不容易感冒，不容易着风，精神状态也会好很多。

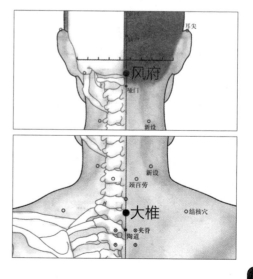

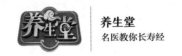

按摩穴位的手法有讲究，一般分为点按穴位和推拿经络：点按就是用手指指肚按压穴位。此法不受时间地点限制，只要能空出一只手来就可以。推拿则包括直推法、旋推法和分推法。按摩风府穴和大椎穴可以用掌心位置揉搓，左手做 10 次，右手做 10 次，两边分开来做，最好也是每天早晚各做 1 次。

疏通胃经，排毒养颜

除了任督二脉，人体中还有不少与排毒密切相关的经络，胃经就是其中之一。

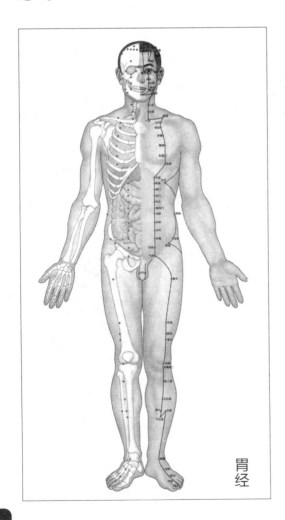

胃经

胃经是足阳明胃经的简称，它是人体中一条十分重要的经络。和胃经关系最为密切的脏腑自然就是脾和胃了。中医认为，脾胃是人体的"后天之本"，是气血生化之源。足阳明胃经起于鼻旁，沿鼻上行至根部，交于足太阳膀胱经；沿鼻外侧下行至齿龈，绕口唇，再沿下颌骨出大迎穴；上行耳前，穿过颌下关节，沿发际至额颅。此外，胃经还有一些支脉。

要知道，人体内的毒相当一部分源于我们吃进去的食物、药物，它们如果不能被顺利排出体外，就会在日积月累中伤害我们的胃肠。胃肠功能不好的人会从胃经的循行线路（主要是头面部）有所反映，例如出现痤疮、暗斑等问题。

按摩胃经的方法如下：首先，沿着胃经在小腿的循行线，从足三里穴到下巨虚穴依次点按，期间若是遇到有些酸痛的地方，不管是不是穴位，都需要多停留一会，将点按改成先点后揉。可以先用力点按 10 秒左右，再稍微放松力量，揉上 1 分钟。之后再继续沿着经络依次点按。这套按摩每次最好操作 10 遍，之后再换另一条腿继续按摩。

除了整体按摩胃经之外，我们还可以有针对性地从胃经循行线路中，挑选几个有代表性的排毒穴位，逐一按摩调理。

足三里穴：能排毒的长寿穴

足三里穴是胃经要穴。胃作为人体的"补给仓库"，只有将其中的食物及时地进行消化、分解、吸收，人体其他脏器才能得到足够的养分，保持身体健康，精力充沛。所以，胃部消化情况的好坏，对养生祛病来说极

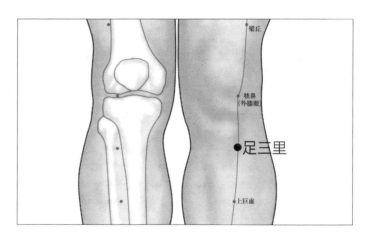

为重要，而足三里穴就是能对此进行调节保健的要穴。正确地按摩足三里穴，不仅能补脾健胃，保障饮食的正常消化、吸收，还能在一定程度上增强人体的免疫力，扶正祛邪，从而使人精神焕发，青春常驻，所以它又被称为"长寿穴"。

按摩足三里穴，需要遵循"寒则补之，热则泻之"的原则，如果胃部不适是受了寒气的影响，那在按摩手法上，指腹方向就得往上；如果是暴饮暴食引起的胃痛、腹部不适，那在按摩手法上，指腹方向就得往下。按压时，大拇指的指腹稍稍用力，分别对准两腿的足三里穴，先按顺时针方向旋转按压 50 次后，再以逆时针方向按压 50 次，直到皮肤有热感，症状逐渐减轻、消失。病症严重者，可以按这个方法每天进行 3 次左右的按压，连续 2 ~ 3 天，病症一般就会明显减轻。

另外，还可以用手或按摩锤经常按揉敲打足三里穴，每次 5 ~ 10 分钟，让足三里穴有一种酸胀、发热的感觉即可。

丰隆穴：化痰消食，排毒减肥

丰隆穴是足太阴脾经上的穴位，同时也是胃经的络穴，脾主升，胃主降。因此，在刺激这个穴位的时候，可以调和脾胃，从而起到沟通表里、上下的作用。中医讲"百病皆由痰作祟"，

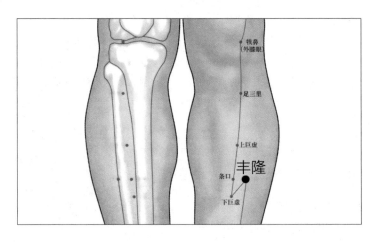

意思是说痰作为一种病理产物，可以引起很多种疾病。这里的痰既包括有形之痰，比如说我们咳嗽出来的痰，也包括无形之痰，比如说存在于肌肉、经络的痰。痰是由于脾虚而产生的一种病理产物，某种程度上也算是体内之"毒"。而丰隆穴正是健脾祛痰的要穴。

肥胖的人通常都属于痰湿体质，也就是体内的痰湿比较盛，这和平时的

饮食习惯有一定关系。如果平时爱吃肥甘厚味，饮食没有节制，暴饮暴食，或者经常饮酒，这些都会损伤脾胃，造成水液代谢失常，聚而成痰。丰隆穴通过健脾的作用，使得水湿痰浊得以运化，脾胃强健了，自然就不会有饮食积滞了。

治疗疾病的时候，可以根据具体病情，用丰隆穴配合适当的穴位，加强疗效。比如说眩晕的话，可以用丰隆穴配风池穴；如果是感冒，咳嗽痰多，可以用丰隆穴配肺俞穴、尺泽穴。在对丰隆穴进行按摩时，适度用力、正常按摩即可。每次施治时间为 2 ~ 3 分钟，每天 3 ~ 4 次即可。

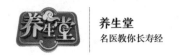

攘"外"安"内"，
百毒不侵

现代人越来越重视养生，也清楚排毒祛毒对养生的重要意义。但我们要排和祛的这个"毒"具体是什么，一般人却说不清楚。知己知彼，才能百战不殆。要想领会排毒养生的精髓，就要先从了解"毒"的定义与构成入手。既攘"外毒"，也安"内毒"，才能全面地保障身体健康，祛病延年。

健康候诊室

五花八门之"毒"

刘婧："最近总有同事跟我抱怨：'天啊！我怎么老了这么多？'我自己似乎也有这种感觉。是不是现代人普遍都老得比较快？"

杨志旭："衰老是自然规律，但衰老的速度却因人而异。因此，抗衰老也是我们养生，尤其是长寿养生的重中之重。"

刘婧："要想防衰老，那就得从导致衰老的直接原因出发吧。"

杨志旭："是的，根据国内外专家对衰老的长期研究，大家普遍认同，体内堆积的毒素是导致人体衰老的一大重要因素。"

刘婧："原来还是毒素惹的祸！我们都说排毒解毒，那这些毒具体指什么呢？"

杨志旭："现代医学认为，我们的身体不断接收外界给予的物质，它们在人体内部经过消化、吸收后会产生各种新物质，而其中很大一部分就是新陈代谢的垃圾。人体只能排泄掉一部分的垃圾，剩下的就慢慢堆积起来，还有的会经过其他渠道再次被吸收。日积月累，这些垃圾物质可能会引起人体的排异反应或过敏症状，这就是所谓的'毒'。"

刘婧："这个大家都能理解，那古代医学，尤其是中医，对'毒'有什么独到的见解呢？"

杨志旭："中医对毒的理解并非是笼统的'垃圾物质'，它所涵盖的范围十分广泛。我先举一个大家都耳熟能详的例子。三国时期，蜀国军师诸葛孔明率大军南下征讨孟获，即著名的'七擒孟获'的故事。其实这个孟获并不简单，他当时想了条毒计，把诸葛亮的军队引到一个叫秃龙洞的地方。那里瘴气弥漫，鸟雀无踪，走兽无影。"

刘婧："这段我知道，据说那里是一处'死地'。"

杨志旭："是的，所以蜀国士兵很多都感染了瘟疫，几乎不战自溃。后来诸葛孔明让人采集一种叫薤叶芸香的草药，只需含一片在嘴里，瘴气就不能感染他们了。这里的瘴气，其实就是中医之'毒'的一个缩影。中医认为，自然界有六气，包括风、寒、暑、湿、燥、火，当它们太过或者不及的时候，就会从人体肌表侵入腠理，并逐渐发展为各种疾病，有的形成风邪病，有的形成消渴病，有的形成寒热病，有的形成痹症等。此时，它们就成了'六邪气'，又叫'六淫'。'淫'是过度的意思，风、寒、暑、湿、燥、火是自然界本来就存在的，人体正常接触不会有问题，但如果这六气过了一定的度，人体就容易被它们所伤害，成了我们避之不及的'毒'。"

刘婧："毒气、邪气我们了解了,那中医还有正气一说,又怎么理解呢？"

杨志旭："这要从中医养生的另一大思想基础——'天人相应'说起。

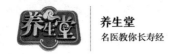
中医认为，自然界的气候、环境的变化对整个生态系统以及每个生命都有直接的影响，人只有与自然环境协调一致，才能保持身体与精神的健康。在正常情况下，人体各脏器运转良好，拥有足够的调节和抵抗能力，能随着四季的寒、热、温、凉等变化调节和保护自身，不致生病。这种调节、抵抗的能力就是人的'正气'，也是人体健康与否的根本所在，与西医里常说的'免疫力'相类似。"

刘婧："所以'毒'让我们加速衰老，其实就是邪气战胜正气的结果，是吗？"

杨志旭："可以这么理解。另外，中医之'毒'还有大小之分。比较轻一点的毒会让我们生病，这里也有大病和小病的区别；如果是重一点的毒，可能会致命。所以说，排毒祛毒不仅是保健，也是保命。"

名医会诊

杨志旭｜ 中国中医科学院西苑医院急诊科主任

既要攘"外"，也要安"内"

除了自然界的"六邪气"，我们人体内部也有不少致病的"毒源"。例如，代谢异常导致的血淤痰浊、水湿浮肿等，这就是中医里典型的"内毒"。其实"内毒"与"外毒"并非完全割裂的，很多时候它们相互牵引，会给人体造成更大的伤害。

我经常在急诊和 ICU 重症监护病房工作，到我们这来的多是一些患重症的老人。看病历，他们很多都是由一个很轻的，甚至毫不起眼的外部诱因，导致病情急剧加重。

有次我们接收了一个老爷子，大概 80 岁，他就是因为出去吃饭时稍微受了点风寒，原本并不严重，但感染很快就从上呼吸道转移到下呼吸道，结果导致肺炎，而且肺炎也发展迅猛，大概 4 天时间就进展到了双侧肺炎。再不及时干预治疗，就会变成严重的重症肺炎，重症肺炎的致死率是非常高的。这位老爷子到我们 ICU 来时，很快就出现了休克、血压下降，而且没有尿。不仅如此，过了两三天他还出现了消化道大出血，伴肾功能的损伤……也就是一个小小的风邪作祟，就逐渐演化成身体内部各个器官的衰变。

我们可以看出，一旦外部毒邪侵犯了人体，如果身体抵抗力差，或是早有顽疾，就容易发病猛烈，而且很容易产生诸多变症，牵连很多器官。而且，邪气作为外部致病因素，来自于自然界，我们是无法从源头阻止的。人体在整个生命活动中，必然会遭受邪气的侵袭。当然，与此同时，人体内的正气也必然会与之抗争。而疾病的发生及病后的转归，正是由正气与邪气相争的胜负决定的。一般情况下，人体正气旺盛，足以抗御邪气的侵袭，即使受到邪气的侵犯，也能及时消除其不利影响，不致生病，即"正气存内，邪不可干"。当人体正气不足，无力抵御邪气的侵袭，又不能及时消除其不利影响时，也就是"邪之所凑，其气必虚"时，就容易发生疾病。

"外毒"来势汹汹，"内毒"也不容小觑。内毒相比外毒而言，多是日积月累形成的。对中医有所涉猎的人应该都听过《黄帝内经》里的"久视伤血、久卧伤气、久坐伤肉、久立伤骨、久行伤筋"。意思是让身体长期保持同一种状态，肯定会有所损伤。例如你要是一直躺着、坐着不运动，就会损伤气和肉。其实，长期不动对经络循环的畅通也有很大影响。久而久之，就会阻碍我们人体正常的排毒解毒。

做完手术一段时间后，医生多会建议患者试着下床走走，不要总躺在床上。有个小伙子平常很注意锻炼，老打球，身体结实。前阵子他突然病了，感冒发热，40℃左右，烧了两三天，精神比较差，期间就一直躺在床

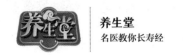
上输液。如此连续几天，效果还是不佳，就送到我们这里来治疗。

那天我去查房时，他已经在床上躺了八天了。我说你体温已经基本降下来了，别的问题也不大，应该下床走一走，老躺着是不行的，中医说久卧容易伤气，经络也会不畅，会影响身体正常的循环排毒。虽然他刚下地时还有点跟跄，但坚持一会就好了。如此几天之后，他的各项症状都有所缓解。

通则不痛，循环的通道一定得畅通起来，这样那些藏污纳垢的地方就不容易变成大的毒源。所以只要不是很大的手术，一般术后 3 天，医生就建议患者下地走走，有些甚至 24 小时后就可以下地活动。长期卧床不仅伤气，也阻碍了体内经络的正常循环，给"内毒"留下了可乘之机。

健康自修课

远离几大排毒误区

排毒养生的话题日趋火热，很多人都热衷于排毒养颜。但不少年轻爱美的女士在排毒养生时，容易陷入两个误区。一个是她们并不了解排毒养生的目的，认为排毒是中老年妇女才需要的，年轻貌美的自己体内根本没有毒素；另一个就是那些对排毒养生有初步认识的女性，她们把排毒的功效窄化为养颜这一点。

事实上，中医对"毒"的解释非常复杂，从广义上看，各种对身体组织、器官有害的物质都能称为"毒"。这些毒素在人体中越积越多，就会造成很多病变和损害，具体表现为痤疮、黄褐斑、面色晦暗、精力不济等。发生于面部的一些症状容易被我们察觉，也更为我们所在意。但它们本质上其实是在提醒我们：身体内部出了问题，需要排毒了。

中医认为，人是一个有机整体，表里是相呼应的。我们皮肤的很多改变，其实都是脏腑内囤积的毒素造成的。因此中医所谓的排毒养生，其实是针对身体的整体调节，而不只是一种美容手段。可以说，美容养颜只是排毒养生诸多功效里的一个小小"点缀"。强调这一点是因为：排毒养生并非是一个短期就能见效的突击行为，如果我们把美容养颜当作排毒的唯一目的，那只要头面部的症状得到改善，我们就会停止排毒养生的进程，结果导致身体内部的毒素没有得到彻底清除，后患无穷。

另外，还有一点值得爱美女性警惕：皮肤与脏腑并不是一一对应的，有时我们的头面部皮肤并没有明显病变，但脏腑却已经囤积了大量毒素，这时我们千万不能"以貌取人"，耽误了排毒的最佳时机。

除此之外，现代人排毒祛毒的方法也比较简单粗暴，不成系统。下图是中国保健协会发起的中国网民健康排毒认知状况调查表。共有 11912 位网友参与了投票。可以看到，接近一半的人都是通过汤药和保健品来进行排毒养生的。

殊不知，现在市场上销售的大部分排毒保健品基本上都是通过"泻下通便"的方式来进行排毒的。简单地说就是帮助排便，这只能排出人体消

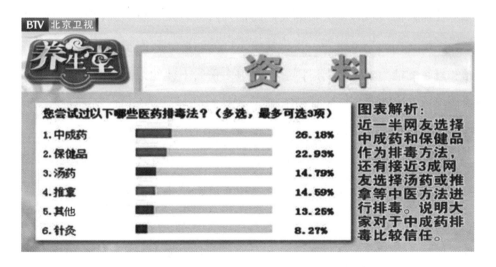

化道内的毒素，像血液中的毒素、过高的血糖和过多的脂肪等，是很难靠

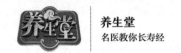

排便来清除的。而且，稍微有点医学常识的人都明白：长期用泻下通便的方式排毒，不仅会影响人体对一些营养成分的吸收，还会造成贫血等严重后果，弊大于利。泻药并非排毒良方，它的使用是有针对性的，有特定的适应证和适宜人群，应在医生的指导下使用，切莫自行尝试。

养生千金方

固护正气，百毒不侵

其实，毒邪是否能够成功侵犯人体，和人本身的特点是相关的。对外毒来说，有几类"易感人群"。

首先是肥胖的人，尤其是腹围、腰围比较大的人。中医看来，偏胖的人多是痰湿体质，容易化痰为热、为火，有内热和内火就会引起机体的"卫外"能力不足，也就是抵抗外来毒邪的能力下降。

其次，三高人群也是毒邪的"易感人群"。高血压、高血脂、高血糖，都会不同程度地影响我们的正气，使其无法完美地固内卫外。

再者，精神状态也会影响我们的正气。像急躁、焦虑或者抑郁等情绪都会影响我们的身体机能。当你情绪不好的时候，我们整个机体抵抗外来毒邪侵袭的能力也会有所下降。尤其很多情绪不佳的人都伴有生活不规律的情况，比如说该睡觉的时候不睡，一愁愁到凌晨三四点钟，早上才睡着，这样人的抵抗力就更差了，几乎是毒邪一来，人就倒下了。

杨志旭教授就接到过不少类似的患者：有一位男性患者，一次出去办事不太顺利，他就比较恼火、生气。他走时把帽子和围巾落在那了，他正在气头上，就没回去拿。当时正是冬天，风也比较大，结果他吹了一阵冷风，回家后就开始头疼，而且愈发严重。到医院查个 CT 一看：脑出血，情况十分危险。

这位男性原本就有高血压，平常就容易阴虚阳亢，一着急就生气，血压更是降不下来，加上冷风一吹，风火相扇，火气更旺，血管一下子就爆了。像他这种情况，平时不仅要注意控制情绪，还要加强对体内正气的养护，尤其是在寒冷的冬天。

在诸多冬季补气药物里，中医首推黄芪。黄芪自古以来被视为补气益血的良药，它味甘、性微温，归肺、脾、肝、肾经，具有补中益气、升阳举陷、补气益卫、利尿消肿和托毒生肌五大功效。黄芪能够把气固到卫表，也就是肌肤的位置，相当于加固我们身体外围的城墙。除了黄芪，炒白术也是补气的佳品，而且现代医学研究表明，白术增强免疫力、抗衰老的功效也很突出。另外，祛风的荆芥也可以配合使用，它能把外面的风邪给挡住。这三个药配合起来，就可以达到固卫体表、补养正气的作用。

这其实就是中医比较经典的玉屏风散的一个变方，玉屏风散用的是防风，这里把防风换成荆芥，是为了达到固护卫气的作用。这个药方的配伍比例要根据每个人的体质和病情来加以区别，具体可遵医嘱。

体虚毒恋？
祛毒也要"因材施教"

很多人只注意排毒，却不注意解毒祛毒。排毒是通过大便、小便、发汗等方式把毒素向外排，本质上并没有消灭毒素，解毒则主要是中和、杀灭毒素。当然，这并不是说解毒就比排毒更加养生。主要因为有一种情况叫体虚毒恋，患者发病慢，病程长，易反复，所以十分痛苦。这种情况单纯通过几次排毒是无法彻底祛除病根的，只能通过补虚解毒的方式，从根本上解决"毒恋"的问题。

健康候诊室

你是毒素最"偏爱"的人吗？

刘婧："今天给大家做一道自测题。每道题如果答是，就给自己加1分。看看每个人一共能得几分。"

观众："我得了4分，我老爱长溃疡，有时候还会牙疼、牙肿，吃海鲜后脸上就会长

BTV 北京卫视	
1.经常口舌生疮？	1分
2.有过头晕、恶心现象？	1分
3.脸上经常起痘痘？	1分
4.经常便秘？	1分
5.经常口苦、有异味？	1分

痘，偶尔恶心，经常便秘，只有最后一个症状没出现过。"

刘婧："这可不像高考，分数越高越好，我个人是 1 分，因为最近脸上总是长痘痘。李教授，您呢？"

李刘坤："我是 0 分，基本这几个症状都没有。这些症状都与内分泌相关，其实归根究底都是毒引起的。不管是口舌生疮、有异味，还是头晕、恶心，基本都跟体内的毒有关系。这种例子在临床上很常见。"

我接诊过一位 60 多岁的老太太。她平时身上就爱生疮，有湿疹，总是起一些疖子，即毛囊炎，有时甚至起脓包。这是典型的体内毒素堆积的结果，我们就教她排毒。她也比较重视，隔三差五地买点薏米，煮薏米水，或者买点绿豆，熬绿豆汤。但她总是好了几天又复发，甚至还有所加重，也就是我们常说的"去不了根"。后来仔细一问，原来她不是简单的体内有毒，不能只用简单的排毒小方法来处理。

李刘坤："她的年龄也不算很大，60 多岁，可长期身体不好，比较虚弱，经常心慌气短，全身无力，平时也不锻炼。就算偶尔被人拉出去锻炼 1 个小时，回来她也就躺着，因为她稍微多锻炼一会儿，腿就发肿。有时一觉醒来，眼睑也跟着肿了。她这种情况相对特殊，叫作体虚毒恋。"

刘婧："体虚毒恋？这是一种体质还是病证？"

李刘坤："体虚毒恋是中医的一个病证名，指身体禀赋不足、体质虚弱，且皮毛不固，外邪容易侵袭肌肤而发病。我们知道，身体里的正气原本是会抵抗邪气的，可以祛毒排毒。这很好理解：身体越结实，气血越旺盛，我们就能越好地抵御外部邪气的侵袭，同时能及时地清除体内的毒素。而这位患者身体虚弱，一走路腿就肿，这在中医看来是气虚导致的。气虚了就气血运行无力，气血运行无力，水的运行也缺少力量，就不能及时地把体内的水湿排出去。因此她走路一多，腿就跟着肿起来了。"

刘婧："原来是气虚惹的祸，气虚也就是正气不足吧？"

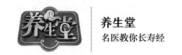
李刘坤："是的，一旦气虚，我们不仅不能清除体内的毒素，还容易受外界邪气的侵袭。如果伴有消渴、肾病、便秘等慢性病导致的阴虚内热或脾胃气虚，病久反复，正气愈发虚弱，毒聚更甚，如此就形成了一个恶性循环，经久不愈。"

刘婧："这种情况太可怕了！"

李刘坤："也不是，她这种情况单纯吃解毒药是不行的，必须特殊对待。后来我给她仔细地检查以后，专门开了方子，并且让她每个星期来查1次。前后治疗了3个多月，她身上常起的湿疹和疮就逐渐好了。但即便如此，之后也不能掉以轻心，因为体虚毒恋还有一个特点，就是极易复发。"

名医会诊

李刘坤｜ 北京中医药大学主任医师、教授

不得不防的"体虚毒恋"

你不了解的"体虚毒恋"

体虚毒恋既有内因，也有外因的作用。所以相对来说，它的特征比较复杂：起病慢，好得也慢，很多都是久治不愈。如果仅仅是病情反反复复倒也还好，然而到一定程度，它还有致命风险，务必引起重视。归纳起来，体虚毒恋有如图中所示3个主要特点。

第3点需要我们多加注意，比如现在很多人肝肾功能不好，一检查，有的是尿素

> **BTV** 北京卫视
> ## "体虚毒恋"的特征
> 1. 病程长，多在半年以上，甚至长达数十年。
> 2. 病情反复，时轻时重，容易复发。
> 3. 除具有体内毒素指标升高、皮肤疮疡等毒素特征外，还具有明显的体虚的特征。

氮增高，有的是肌酐增高，有的是尿酸增高，还有的是体内胺增多。像尿素氮或肌酐增高，我们就会觉得身上不舒服、恶心、头晕不清爽等。西医化验时，类似指标的突然增高，都在提示你的体内有毒，需要及时诊治、调理。这是中西医结合诊病的范例，因为还有些毒并没有明显的身体反应，只能通过具体的化验结果来看。

另外值得注意的是，体虚毒恋的"体虚"不仅仅是前面提到的气虚，它包括的范围很广：气虚、血虚、阴虚、阳虚等。而且在临床上，很可能是好几种虚混在一起导致的体虚，例如气血两虚、气阴两虚，或是阴阳俱虚。特别是上了年纪的人，就更容易各种虚都有。这里再教大家一个小常识：中医判断一个人是阳虚还是阴虚，主要看他怕不怕冷。如果这个人怕冷，四肢畏寒，那就是阳虚；如果这个人特别容易潮热出汗，或者头面部容易长大包，就说明是阴虚。当然，这种判断标准也不绝对，只能作为一般情况的自查依据。

"体虚毒恋"的主要特征

那如何明确地判断自己是否属于体虚毒恋呢？

首先是体形。前面已经提过：体形偏胖的人属于外毒的"易感人群"，肥胖是衰老的开始，因为胖了之后，我们体内代谢就容易发生紊乱，久而久之，就会聚毒、存毒。而且胖人多湿，湿则容易生毒。就像淤了一摊水一样，不流动的话，它就一直淤在这，慢慢变坏、腐臭。我们体内的湿气要是也淤存着，就会阻滞气血运行，慢慢地，还会生出一些"毒"，例如湿疹等。

当然，有些消瘦的人也属于体虚。其实不管胖瘦，体虚的关键是看患者自己的感觉。如果总是感觉没劲，体倦乏力，吃完饭就想躺着，看电视一会就睡着了，平时还会时不时腰酸腿软，甚至腰痛、脚后跟痛，这就属

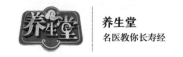

于筋骨弱了，不是一般的气力弱。这种情况再加重一点，就会出现体温低下、畏寒怕冷，总是比别人穿得多。然后就会由气虚造成血虚，或是气血两虚，出现少气、气短、气不够用、上楼上气不接下气和心慌等症状。

其次看面色。身体健康的人面色只有一种，就是"红黄隐隐、明润含蓄"，而虚证的面色是五花八门的。可以面色淡，即没那么红；也可以面色发黄、没有光泽，我们叫面色萎黄。或者是体虚毒恋的患者常见的面色发灰、发暗。另外，体虚毒恋的患者的舌头也有异常，通常是舌质淡、薄，而且水湿比较大，有的还会有些脱苔。舌苔可以反映胃的生气，脱苔是脾胃运化功能不好的标志之一，其本质还是体虚。这类人即使看着很壮，实际上也只是虚胖，外强中干，因为内部缺乏力量。这类人单纯用绿豆汤、冬瓜汤或是薏米汤是起不到排毒作用的。因为由脾胃虚引起的湿滞，不光是水，更多的是脂肪的堆积，所以单纯通过利水是排不出去的。

通过体形和面色只能简单判断自己是否属于体虚毒恋，要想确切地判断自己体内是否有毒，还得根据更加翔实的细节并加以分析。

体内有毒在体表的表现，通常是局部皮肤呈现淡红或者暗红色，有的甚至不红，还有点发白。此外还常伴有弥漫性肿胀——也就是肿得很慢，不高，但是很大一片，界线也不清楚。同时，无明显灼热感，无剧烈疼痛，不像实证引起的肿胀那样，患者自己也感觉不到明显的热感。特别是湿疹、扁平疣等过敏性疾病，体虚的人患病时局部都不太烫，也不太痛。

通常一个人体内正气足的话，疮疡都会"来势汹汹"：肿胀高、发红、局部灼热、有痛感。越是这样，疮疡反而好得快，因为正气强时，毒一下子就发出来了，正气抗邪有力，速战速决。要是体虚，疮疡就好得慢，表皮疮疡不化脓、不破口，或者脓稀流不尽、不封口，变成一场"持久战"。

另外，体虚毒恋者通常脾胃功能较弱，具体表现为：吃不了多少东西，因此总是不知道饿，吃了以后也消化不了，总是肚子胀或大便稀溏。有了上述这些症状和表现，基本可以判定自己属于体虚毒恋，需要及时找专业医生开方调理。

健康自修课

节食可排毒？谨慎为妙！

时下不少年轻白领热衷于节食，甚至断食，据说可以通过这种方式来排毒祛毒，重铸身心。所谓断食，就是一段时间内不吃食物。我们都知道，一旦生病或者情绪低落时，人往往会失去食欲，这其实也是我们的身体不愿再制造新的废物、毒素等而产生的一种防御反应，也是生物自我疗愈的一种本能。

其实断食并非现代社会的产物，我国早就有"辟谷"一说，它源自道家养生中的"不食五谷"，是古人常用的一种养生方式。它既能让长时间超负荷运转的内脏得到充分休息，又能切断外来的热量补给，燃烧体内过剩的物质，如脂肪、酯类和老、旧废物等，从而达到清除废物、排除毒素、净化身体的目的，可谓一举两得。

通常情况下，在我们断食后，体内多余的脂肪就会转化为热量，供给脑、心、肺、肝以及造血器官等重要生命脏器使用，以维持其正常运行。同时，脏腑中蓄积的老、旧废物及有毒物质也会慢慢分解，最后通过肾脏和皮肤排泄出去。除此之外，在断食期间人体还会"自体溶解"，即身体会从肿伤、水肿及分泌液等本来并不存在于健康体内的病变组织中取得蛋白质，以提供脏器所需的营养，所以断食排毒又被称为"无形的手术"。

由于人体在断食期间排毒、解毒功能大大增强，会出现许多排毒反应，如恶心、呕吐、头痛、口臭增加、舌苔变厚、分泌物增多、发热、咳嗽、皮肤瘙痒、嗜睡、腹泻等。这些都是正常的排毒反应，只要体内的毒素祛

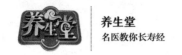
除干净，身体净化以后，这些排毒反应便会自然消失，同时还会感觉到全身轻松，体力及活力都会得到提高。

断食排毒的方法有很多，一般人多采用蜂蜜断食、果汁断食、米汤断食、酵素断食、糖浆断食等较安全的方法。需要注意的是，断食绝不仅仅是断食那两天的事。断食前就要注意逐渐减少食物的分量，并保持饮食清淡；断食后也要慢慢复食，从少量到正常量。既不要快速进入断食状态，也不要在断食结束后立刻大吃大喝，这些做法对肠胃来说都是百害而无一利的。

另外，并不是所有人都可以用断食法来排毒。体重过轻者（体重低于标准体重25%的人）、癌症晚期患者、肾功能不全患者、糖尿病控制不良者、严重感染者和结核病患者均不宜采用断食的方式来排毒。

断食排毒有一定风险，不能随随便便就去尝试，除了需要谨遵以下几条注意事项外，还应以专业人士的意见为指导。

1. 一定要先进行 2～3 天的预备期。预备期间，每天逐渐减少食物的量，到第 4 天才真正开始断食，并在断食前服用少许泻药，以清除肠道内的宿便。

2. 断食期间的注意事项。每天可以适当、缓慢地饮用 1000～2000 毫升水，或饮用少许果汁、蔬菜汁，以促进循环系统的排泄功能。断食的第 4 天，你就会发现排出的尿液变得浑浊，这表示体内的毒素已被分解到尿液中，并排泄出体外。再过段时间，当尿液变清时，表示疾病好转。断食期间不要整天躺着，应进行轻松的运动，但千万不可过度劳累。

3. 正确对待断食的反应。若断食的反应较强，绝对不可大惊小怪地服药、打针。若身体消瘦无法忍受饥饿，应立即中止断食，随时补充食物，千万不要硬着头皮断食，这对身体有害无益。

4. 断食 1 个月内应禁烟、酒及刺激性饮料，并严禁性生活。

5.断食之后，可以进行食补。进入食补时期，一定要注意从少量进食开始，逐渐增加食量。

6.断食后进食宜缓慢。断食后的人胃肠功能十分虚弱，如刚出生的婴儿一样，食补一定要缓慢进食，千万不可着急。

7.断食后要多吃蔬菜、水果。在身体恢复、体重增加时，一定要多食蔬菜、水果，以补充维生素，不要吃含脂肪量多的肉类及奶油等食品，也不要吃得太咸。

8.断食后要进行全身运动。断食后，经过3～4天的食补，身体会慢慢恢复，这时，每天应适量运动，以促进血液循环及激素分泌。如果运动不足，或只偏向于身体某一部位运动，都对恢复健康不利。

总而言之，断食排毒危险系数虽不高，也有一定的排毒效果，但大家仍要慎之又慎。

养生千金方

健脾利湿，补气解毒的良方

排毒的方式多种多样，可以空腹喝温开水，通过小便和汗液来排毒。还可以使用泻火排毒的绿豆，它适用于由农药或者饮食不当引起的毒素反应，适宜暑气大、口干、小便短赤的患者，其排毒利尿的功效主要来源于绿豆皮，因此很少用绿豆面来排毒解毒，而是用绿豆汤。另外，体虚的人不宜喝绿豆汤，因为绿豆性寒，越喝越虚，会让体内的矿物质也随小便排出体外。

除了绿豆，黑木耳也是肠道的清道夫，它通过促进排便来为人体排毒，效果很好。而且黑木耳富含矿物质，常吃可以补虚。另外，猪血豆腐可以补肝肾，又富含矿物质，既养血，又通便排毒，但是要注意，猪血豆腐里

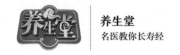

含有动物的代谢废物，而且猪血是酸性物质，肝肾功能不好的人不宜多吃，包括动物肝脏也不能多吃。大蒜也是解毒、杀菌及抗癌的高手，适宜肠炎、痢疾及食物中毒患者食用，它可以清除胃肠道的毒，但要适量，吃多了会出现眼睛红、咽喉痛等不适症状。

然而，却不是每一种排毒方式都适合体虚毒恋患者。治疗体虚毒恋，内服补药要根据患者的情况而定，一定要适量。过量的话，反而会增加体内毒素的堆积。而且，不同的食物进入体内会代谢出不同的有毒物质，如蛋白质会代谢出尿素氮、尿酸和肌酐；脂肪会代谢出酮体。因此，体虚毒恋的人要在医生的指导下来补虚，否则只会越吃越虚。

治疗体虚毒恋，总原则是健脾利湿、补气解毒。这里给大家推荐的是益气托毒汤方。它采用的材料包括生黄芪、太子参、茯苓、猪苓、泽泻、生薏米、连翘和金银花。上述药材各具功效，整体配伍后适宜气虚毒恋患者。黄芪和太子参补气益气；茯苓、猪苓、泽泻、生薏米都是利湿健脾的良药。

需要注意的是，健脾必须利湿，不利湿不能健脾。比如有人说吃白薯能健脾，但它不能祛除湿气，所以吃白薯不能改善脾功能。连翘、金银花则是解毒、杀毒的。所以，益气托毒汤基本上就是一个补气、利湿的排毒解毒方。

我们还可以采用益气托毒代茶饮方，准备生黄芪、党参各10克，茯苓、决明子、金银花各6克，陈皮3克，煎煮15分钟或者沸水冲泡闷30分钟后，代茶饮即可，效果也很好。

第五章

情志养生：
"七情"致病亦治病

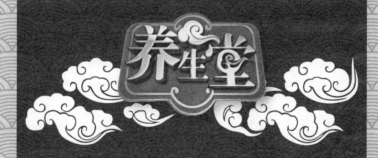

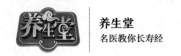
情绪不好，心脏最受伤

负面的情绪会影响到身体健康，甚至危及生命。其实，人有情绪本能，如果能控制好情绪，就是人的本领了。心脏与情绪的相关性最大，当心血不足时，人的情绪就会不稳定，易悲伤、抑郁；反之，当人长时间处于伤心、难过等负面情绪中时，又会影响到心脏的健康。

健康候诊室

80% 的疾病都和情绪有关

刘婧："今天我给大家带了两个礼物。一个是尖叫鸡，一捏它就会叫得非常惨烈。另外一个是发泄球，可以捏，可以砸。我找一名观众来感受下它们。"

观众："我想捏一下发泄球。"

刘婧："您捏起来感觉如何？"

观众："本来心情不好，捏了之后好像心情一下子舒坦了许多。"

刘婧："生活中我们难免有情绪不好的时候，这两个玩具就是帮助大家调整心情的，如果哪天我们生气了，可以通过捏、砸它们来发泄情绪，平复心情。那么，一个人的情绪好坏是由什么决定的呢，是天性如此，还是身体原因造成的呢？"

郝万山："其实，身体的健康和情绪的波动是相互影响的。当健康出现问题的时候，情绪就会不稳定；而当情绪总是不稳定的时候，又会影响健康，这种影响有时会特别严重。"

这是发生在美国大学里的一件事。一天晚上，几个大学生看到他们的朋友正在专心地看书，便搞了一次恶作剧。他们偷偷把他装进布袋里，然后悄悄地抬着他来到了附近的火车站，将这位可怜的同学放在了废弃的铁轨上，而他们就在旁边看笑话。不多久，就听到了火车站里火车出站的汽笛声，随后他们就感受到大地的震动。火车越来越近，装在布袋里的同学也在拼命挣扎，可当火车驶近时，他突然不动了。当火车带着金属的撞击声呼啸而过之后，这几个搞恶作剧的学生跑到布袋前，打开布袋一看，他们才知道自己闯下了大祸——他们的朋友已经死了。虽然火车根本没有开上他所在的那段废弃铁轨，但他自己却被巨大的恐惧给吞噬了。

郝万山："你看，剧烈的情绪波动连生命都能夺走，能不对我们的健康能产生影响吗？"

刘婧："这是一个情绪波动严重影响身体健康的案例。有的人说，70%的疾病都和情绪有关系，情绪对健康的影响真的有如此大吗？"

郝万山："这个比例还说低了，其实不止70%。根据世界卫生组织统计的数据，目前80%～90%的疾病都和心理及情绪有关，而且美国亚特兰大疾病控制中心也统计了临床数据，表明90%的疾病的发生、发展，都和情绪有关。"

刘婧："具体来说，哪些疾病跟情绪更为密切呢？"

郝万山："大体可以分为以下几种：

1.高血压、高脂血症、动脉粥样硬化和冠心病。美国的医院发现，容易患上这类病的人均有个特点：心烦气躁，平时争强好胜，爱出风头，

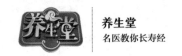

因此容易紧张、焦虑。这种人的行为方式就叫 A 型行为方式，他们患上高血压、高脂血症、动脉硬化的概率几乎是 100%。

2. 消化系统疾病，比如消化道溃疡、习惯性便秘等。

3. 过敏性疾病，包括皮肤过敏、支气管哮喘等。

4. 儿童疾病，如厌食、遗尿、夜啼等，也和情绪有关。

5. 类风湿性关节炎、肿瘤、糖尿病，躯体的莫名疼痛，都是由情绪所引起的。

6. 一些妇科疾病（如月经紊乱、某些不孕症、更年期提早到来等）和男科疾病（如阳痿等性功能障碍）中，也有很多都和情绪有关。

由此也能看出，许多疾病都是心理因素引起的身体失调，如果我们能把自己的情绪控制好，做到心平气和，就会少得病或不生病。"

名医会诊

郝万山 | 北京中医药大学教授、博士生导师

心主神，坏情绪最容易伤心

我们情绪的波动对五脏六腑都有影响，如果一定要在其中评出一个受影响最大的器官，那这个器官应该是心。中医关于心的认识，除了心主血脉之外，最关键的是心主神志。也就是说精神、情绪、记忆、情感，都归心所管。

心是一个象形文字。古人在看到动物胸腔中的心脏后，画出了一个这样的文字。这也是心主血脉的由来，心是血液循环的动力器官，所有的大血管都和心脏相连。心的读音为何是"xin"呢？东汉的刘熙在《释名》中解释："心，纤也，所识纤微，无物不贯也。"由此可见，心之所以读"xin"，

是因为与"xian"的读音相近。所以心也有纤细的意思，它能够认识外界特别细小的事物，没有任何事物是它不能理解、贯通和认识的。因此，从心的造字上来看，字形代表了心主血脉的功能，读音则代表了心主神志的功能。心的功能相当于我们今天解剖学中的心脏和大脑两个器官的功能。

心主神志，所以心脏病患者更容易受到不同情绪的影响。很多心脏病患者一着急、生气，就会犯病。即便是正常的健康人，如果长期处于负面情绪中，如自责、内疚、焦虑、愤怒、怨恨、嫉妒、骄傲、冷漠等，也会影响到心的健康，并导致疾病的发生。

我曾遇见过一个这样的病例。广西的潘老太太因为大儿子破产、小儿子离婚而受到打击，心中烦闷抑郁，却一直憋在心里，自己生闷气。后来，她总是全身发抖，脸部水肿，走起路来还总是低着头。吃饭时，也只能吃一小口，还总是吐出来，最后连进食都成了问题。这位老太太在当地医院住了很久，被诊断为帕金森综合征，同时伴有心力衰竭、肝脾肿大等一系列疾病。当时医生跟家属说，老太太病情比较严重，可能剩下的时间不多了。

她的儿女不忍，便千里迢迢将她送到北京医治。我第一次见到老太太时，也有点吃惊，她的病情已经严重到需要住到ICU病房时刻监护着。因为当时她的第一诊断是心力衰竭，所以我首先治疗她的心脏病。从脉象上看，她肝气郁结很严重，这类心脏病如果只治心的话，恐怕效果不好，所以我给她治疗时，一方面养心血、补心气，另一方面疏肝解郁。庆幸的是，老太太在服药50天后，病情有了很大好转。

这个病例也证实了人的情绪对身体健康的影响。我们不要让自己长时间地陷于不良的情绪中，要学会调节情绪。比如，一个同学的电脑被人偷了，他有几天不高兴，这是人之常情。这样一时的不高兴当然不会造成疾病，但如果他3个月、4个月、5个月，总因为这件事情而纠结着、郁闷着，晚上必然会睡不着觉，失眠久了，就会导致人体生理机能紊乱，甚至影响整个身体的健康。

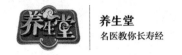

所以，负面情绪可以导致亚健康，甚至成为各种疾病产生的根源。养生应先从养心开始，用《黄帝内经》里的话来说，就是要"恬淡虚无，真气从之，精神内守，病安从来"。时刻保持平静、安稳的心态，学会调心、养心、修心，减少不良情绪对身体的伤害，让自己的真气和正气能好好地保护自己。

健康自修课

火气特别大的时候怎么办

虽然情绪变化是人的本能，但如果能学会控制好情绪，那就是你的本领了。临床上有些患者，当他们的五脏六腑失调时，情绪会更难控制，负面情绪也更容易泛滥。生活中，我们会发现有些人的"着火点"很低，非常容易就发怒。比如说，孩子特别喜欢的玩具被别的小朋友抢走了，这时候孩子发怒，那是正常的。但是如果没人抢玩具，人家只是看了一眼玩具，孩子就发怒了，那就不正常了。这就叫"着火点低"，有时甚至不点火也会自燃，这种情况就是疾病的表现。

那么，当我们情绪不好，想要发怒时，该怎样帮自己降降火，不让坏情绪影响到身体健康呢？在这里，为大家提供两点建议。

第一，先做几次深呼吸。深呼吸时转移了关注点，同时减慢了心率，适当降低了血压，能够帮助自己冷静下来，所以这个火就发不起来了。

第二，通过按摩内关穴来平复心情，调节情绪。内关穴是心包经上的穴位，心包经可以保护心脏免受外邪的侵扰。当你要发怒的时候，就会情绪不稳，心率加快，这时候赶快揉一揉心包经上的内关穴，胸闷、想发火的感觉就会减轻很多。心包经循于在我们上肢内侧正中，内关穴位于腕远端横纹上两寸的中央。如果攥起拳头，会发现手腕处有两根筋，内关穴就在这两根筋之间。

怎么揉呢？压上去揉一揉，抬起来停 2 秒钟，再压上去揉一揉，再抬起来停 2 秒钟。一共揉 30 次，约 1 分钟。揉完后，你会发现，这个火也不想发了。这样间隔性地按摩，一是可以保持按摩的力度，二是可以给经络一个反应的时间。

所以，当你想发火时，可以先做深呼吸，3 次深呼吸之后，再按揉内关穴，按摩 1 分钟左右。通过这两个步骤，坏情绪就可以得到很好的疏解。

养生千金方

一茶饮，一药膳，帮你养护心血

心主神志，如果心血不足，就会出现情绪上的问题。临床上有很多类似的例子。

有位女大学生为了变漂亮而减肥，她严格控制自己的饮食，吃得比较少，最后减肥减到了血虚的程度。整个人变得无精打采，听不懂老师说的话，注意力不容易集中，情绪变得低落，并且有了抑郁的倾向。同时，另外一个严重后果是，她已经闭经很长时间了。

人的思维、理解、记忆、情绪、学习等能力，需要依靠心血来维持。案例中的女大学生严格控制自己的饮食，所摄入的营养已经不足以化生血液，导致心血亏虚，心神失养，所以才会出现情绪低落、精神抑郁、学习不能集中精力等症状，这叫减肥后精神抑郁症。针对此类患者，可以采用舒肝养心的方法进行治疗。治疗后，这位女生体重逐渐增加了，情绪也好转起来。所以，心主血和心主神志是密切相关的。

那么，心血不足都有哪些症状呢？

心血不足会首先出现血虚的临床表现，如面色苍白、唇爪舌淡，其中，

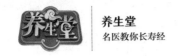

唇爪舌淡是指嘴唇、指甲、舌头比正常人的颜色要淡。血不能上养清窍，就会头晕乏力，这既是心血虚，也是肝血虚。心血不足，还会出现心悸，也就是心慌、心跳加快。因为心主神志，这一功能失调后，还会有失眠多梦、惊悸健忘等症状出现。心在志为喜，所以若是心血不足，高兴这种情绪就减少了，就容易悲伤欲哭，人就高兴不起来。

总之，有了这些症状就说明你心血不足了。你可以找医生做进一步的诊断和调理，日常生活中也可通过茶饮、药膳来帮助养护心血。

养心茶饮

我们接下来介绍的这道养心茶饮有补肝肾、养心血的作用。其制作也很方便，桂圆肉、枸杞子、桑葚各5克，一起泡水喝即可。如果用带核的桂圆，则需要准备8颗。

桂圆是用于养心血的最常用的药食两用水果。中医有句话叫，虚者补之，所以如果心血不足了，吃桂圆是非常好的。桂圆比较甜，甜会助湿生痰，所以凡是痰湿盛的人，桂圆吃多了，容易令痰湿更盛，痰湿盛就会导致气郁，气郁就会化火，故体形偏胖者不要吃太多桂圆。

剩下的两味药中，桑葚也是食物，有益肝肾、补心血的作用；枸杞子能滋肝肾、益精血，精血互生，所以也能达到补心血的效果。

这道茶饮方中的主要材料既可以说是药，也可以说是食材，而且它的味道很好，患者也比较愿意喝。

养心药膳鸡

准备乌鸡1只，当归6克，桂圆15颗，大枣5颗。

先将乌鸡切成块，放冷水中，水开后，焯2分钟，捞出，放入温水中清洗；炒锅热后放油，再放入葱花、姜片，葱姜爆香后，放入乌鸡块爆炒，接着放入调味品——料酒 3 勺、生抽 4 勺、老抽 1 勺、蚝油 1 勺；加入开水烧制，水开后放入当归、桂圆肉、大枣，小火焖煮 30 分钟，快出锅时也可加一些粉条。

在这道药膳中，桂圆我们前面讲了，可以补养心血；大枣呢，是补脾气的，而气可以促进血的化生；当归也是补血的一味常用中药。这些药物组合制成的药膳，有养心血、调情志的功效。

你有焦虑带来的"时代病"吗?

随着时代的发展，生活节奏的加快，很多人都被不同程度的焦虑情绪所困扰着。有些人认为这只是一时的情绪问题，不用加以重视，但其实这与大部分疾病的发生密切相关。尤其是女性，要尽量避免在经期、孕期、坐月子等特殊的生理时期出现焦虑等负面情绪，否则会对身体健康造成重大影响。

健康候诊室

焦虑是现代人的通病

刘婧："现在是一个全民焦虑的时代，焦虑也成了现代人的通病。很多人脾气特别大，一点就着。郝教授，您怎么看待现代人的这个问题。"

郝万山："确实，现代人普遍出现了焦虑的症状，也就是说情绪致病愈演愈烈，我们临床上见到的90%的病都和情绪有关。"

有个女患者，她得了子宫肌瘤、乳腺增生，又有甲状腺结节，还有全身性的疼痛，几乎看了半辈子的病。我说，你这病怎么得的呀。她说，别提了，都和坐月子有关。原来她的丈夫有五个兄弟，丈夫是老五，前面四个嫂子生的都是女孩。结婚的时候她丈夫就告诉她，一定得生个男孩，否则这个家就后继无人了。好不容易怀胎十月，她最后生的还是个女孩。然后，丈夫就开始鼻子不是鼻子，脸不是脸了，公婆也从来不到医院去看她，所以月子里她就很不高兴。出院回家后，她和婆婆的院子就隔了一道墙，大声说话都能听得见。不久，她婆婆院子里的母猪下了一窝小猪，有公猪也有母猪。一天早晨，她婆婆对着她丈夫说："老五啊，我养的猪都能生公猪，你养的媳妇儿怎么就不能生个带把的娃呢？"

刘婧："哎哟，这太过分了。"

郝万山："是啊，听了这话，她都快气疯了，直接导致恶露源源不绝。恶露一般 21 天就结束了，可她 2 个多月以后才干净。之后，她来了月经，月经量也特别大，整个奶水也全憋回去了，乳房出现了很多硬硬的疙瘩，再检查就发现有乳腺增生、子宫肌瘤、甲状腺结节。就这样，孩子 18 岁了，她也被病痛折磨了 18 年。"

刘婧："那这位女患者的疾病是情绪波动太大引起的吗？"

郝万山："对。对于女性而言，月子里生气带来的后果实在是难以承受的。如果在坐月子的时候变得特别焦虑，如出现生气、着急、郁闷等，大多都会引发各种疾病。"

刘婧："您说的焦虑跟西医的心理学里面讲的焦虑症是一回事吗？"

郝万山："我在这里所说的焦虑泛指郁闷、紧张、担心、怨恨、嫉妒、自责、内疚等对健康有影响的情绪，而不是指西医所说的心理上的焦虑症。随着物质生活的富足和预防医学的发展，外因和不内外因导致的疾病都得到了有效的防范，唯有焦虑这种由负面情绪和过激情绪导致发病的内因性疾病却越来越严重，成为危险人类身心健康的主要因素。"

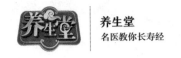

名医会诊

郝万山 | 北京中医药大学教授、博士生导师

传统养生吞津法——送给现代人的养生妙方

随着时代的发展，生活节奏的加快，很多人都被不同程度的焦虑情绪困扰着。面对时常出现的焦虑情绪，有什么方法能够缓解呢？在这里，给大家介绍一种非常传统的方法——吞津法。这种方法有什么作用呢？它有灌溉脏腑、濡润四肢的作用，可令人面色红润、轻身不老。

什么叫灌溉脏腑呢？很多人有多年的习惯性便秘，这可能是肠液分泌减少造成的肠道蠕动缓慢所导致的。如果直接让肠液分泌增多，你可能没有办法，但是增加口腔唾液的分泌，你肯定能做到。口腔是消化道的开端，口腔唾液分泌多了，随后胃液的分泌也就多了，肠液的分泌也跟着多起来，这样一来，胃肠蠕动就加强了。所以，不用吃泻药，多年的便秘不用吃泻药就解决了。这就叫灌溉脏腑。

濡润四肢是什么意思呢？有的人一到晚上，身上就因为皮肤干燥而变得瘙痒，四处抓挠，导致晚上都休息不好。如果能经常练习叩齿、搅海、咽津液，胃肠道的液体分泌多了，皮肤上的油脂和汗腺的分泌也会增多，所以，吞津法能解决皮肤干燥的问题。这就是濡润四肢的意思。

面色红润又如何解释呢？有些女孩子脸色煞白煞白的，没有血色，如果能经常练练吞津法，可放松身心，改善面部的血液循环，整个人看上去也会变得红光满面、容光焕发。

它还能令人轻身不老。有的人走路腿沉，到了晚上一按，腿上肿了个大坑，这说明体内的代谢不好。如果能经常练习叩齿、搅海、咽津液，促进身体的代谢，时间长了，走起路来就会变得轻巧，这就是所谓的轻身不老。

我们还可以从另外一个角度来探讨这个方法对人体健康的好处。很多人都有焦虑紧张的时候。当你第一次做主持人的时候，或者第一次演讲的时候，你会变得很紧张，嘴巴也干了，没有唾液，总想喝水。检查自己是否处于一种紧张焦虑的状态，关键就看你唾液分泌的多少。如果你在说话的时候，嘴巴老是干的，那就说明你正处于紧张焦虑中。因为人在紧张焦虑的时候，唾液的分泌会减少。所以，练习叩齿、搅海、咽津液实际上是缓解紧张焦虑的最好方法，从现在开始练起，它会让你终身受用。

吞津法的做法

准备动作：面带笑容，二唇轻闭，全身放松。

第一节，叩齿。上下牙齿轻轻叩动 36 次，记住，叩齿的动作一定要轻。

第二节，搅海。舌头在口腔中顺时针方向轻轻搅 9 次，然后逆时针方向轻轻搅 9 次，再重复一遍，合起来就是 36 次。

牙齿的叩动和舌头的搅动可刺激唾液分泌。如果你开始练习时，唾液分泌得不多，可以再重复一遍。如果有了唾液之后你还觉得不够多，可把唾液当成漱口水在口腔中轻轻地含漱。

第三节，咽津液。当唾液满口的时候，把它咽下去，同时想着暖暖的、润润的感觉，此时，津液正在通过食道进入胃部，又通过胃继续下行，到达肚脐下三寸的地方，即丹田处。最后，心里想着丹田处暖暖的、润润的感觉，想 3 分钟，就完成了。

这种方法你可以站着练、走着练或是坐着练，不拘形式，有空就可以练习。习惯了以后，你只要想到这种方法，牙齿、舌头轻轻一动，就能轻松地让唾液满口，之后你把它咽下去就是了。

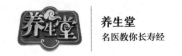

养生堂
名医教你长寿经

健康自修课

女人在特殊时期要远离焦虑

　　焦虑情绪涉及的范围比较广，其对五脏都有影响，其中对于肝脏的影响尤为突出。中医学术史上有人认为，女性以血为本，肝为女子先天。所以，远离焦虑情绪、养好肝也是女性保持健康的重要手段。尤其是女性在月经、妊娠、产后、哺乳等特殊的生理时期，身体本身就比较脆弱，更要远离焦虑情绪，否则这时受到的伤害要比平时严重得多。

因暴怒伤心引起的月经中断

　　有一位正在上大二的女学生，突然有一天，她发现与她热恋一年的男友居然是有家室的。当她得知这件事情时，正好是来例假的第二天，生气之后她的月经突然就停了。之后她的月经也一直没再出现，同时小腹、两肋、乳房和眼睛都出现了胀痛，整个头顶也疼痛难忍，甚至令她彻夜难眠。

　　在同学的陪伴下，她到郝万山教授这里看病。郝万山教授告诉她，粗看之下，好像这些疼痛的区域都不挨着，但其实它们都在肝经的循行部位上。肝经起始于脚趾，沿着腿的内侧上行，经过少腹部，络子宫，然后分布两肋，络胆属肝，再往上走就是乳房、眼睛，最后到达头顶与督脉相交。如果我们将肝经比作一条河，那么少腹、肝脏、乳房、眼睛和头顶就像是这条河流经的一个个湖泊，但在这条河和湖泊上流动的不仅有水液，还有气血。一旦情绪影响到肝经，整条河流及其经流湖泊的水液和气血就会淤滞，但是以气滞为主，于是就在肝经循行路径以及肝区上出现了胀痛的症状。

　　郝万山教授将月经中断以及出现这些症状的原因告诉这名学生后，给她开了舒肝平肝、清心化淤的中药，后来又调整了药方，用了舒肝养血调经的药物，她的症状才逐渐消失。

这一病例也提醒我们，女性，尤其是在特殊生理期的女性，绝对不能暴怒。同时，也要尽量避免其他负面情绪影响。

肝藏血而主疏泄

焦虑情绪是如何影响到这名女大学生的身体健康呢？说到这一问题，我们一定要明白肝的功能：肝藏血而主疏泄。

肝藏血是指肝有贮藏血液和调节人体循环血量的作用。当人在安静或睡觉的时候，循环血量减少，剩余的大量血液就会储存在肝脏；当人在活动的时候，循环血量需求增多，肝脏就会把储存的血液调动出来，供人体活动所需。

肝的另外一个作用是主疏泄，疏是疏通，泄是宣泄。也就是说，肝主管着全身气的运动和气的疏通宣泄。这一功能对我们的影响是多方面的，它可以促进脾胃的运化。脾主升清，它把我们的饮食水液的精华吸收以后，再向上输送到心肺，通过心肺的循环向全身输送。胃主降浊，经过胃初步消化的食糜，要在胃气的作用下降到肠道。脾升胃降要想正常进行，肝主疏泄的功能一定要正常。一旦肝的这一功能失调，就会出现由胃不降浊所致的呕吐、呃逆、嗳气、胃胀等症状，或出现由脾气不升引起的腹胀、腹泻等症状。

特别重要的是，肝的疏泄功能正常，我们全身气机的运动就流畅，气的运动流畅了，人就会轻松、愉快。如果气机不畅，人就会心情郁闷、烦躁。而且，水的代谢、血液的流动也要靠肝的疏泄功能来推动，一旦气郁或气滞，就会导致水液代谢障碍或者出现血淤。比如上述病例中的女学生，盛怒之下，肝气上逆，肝经气滞，所以月经也没了，这就是气滞导致的血

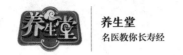
淤。有的人早晨起床后手胀、手肿，可摁又摁不出坑来，那就是肝的疏泄不好，影响到水液代谢，导致湿气留滞所造成的。

所以肝的疏泄功能和人体的代谢功能、脾胃功能、情绪调节功能等关系特别密切。而肝的疏泄功能与肝藏血也有密切的联系，肝藏血，血属阴，肝必须依赖阴血的滋养，才能正常发挥肝主疏泄的功能。

养生千金方

身上藏有解郁药——震颤期门穴

某天，郝万山教授的诊室来了特殊的一家四口：失眠的爸爸，月经不调的妈妈，咳嗽哮喘的女儿，长了湿疹的女儿男朋友。这四个人的病看似完全不同，但是郝万山教授通过脉象、舌象等中医诊断后，发现他们都有郁闷、焦虑、紧张的情况。所以，郝万山教授在每个人的用药上，都用了疏肝的柴胡和香附。

那个爸爸就问了，他们四个人是不一样的病，为什么前面的药都一样呢？郝万山教授解释说，那是因为他们四个人有个共同的特点，就是情绪不好、肝气郁结，而且这就是他们生病的根源。在郝万山教授的门诊里，大约10个患者中就有8个要用到疏肝的方法，可以说肝郁已成了现代人的一种通病。

肝郁的症状

如此常见的肝郁有什么症状呢？

第一，在肝经的循行部位上出现不舒服的表现，比如小肚子胀、月经紊乱、两肋胀痛、乳房胀痛、眼睛胀痛、巅顶头痛等。有的人头蒙蒙的，像戴了个紧箍咒，这也是肝气郁结的一种表现。

第二，因为肝的疏泄功能和脾胃的关系特别密切，一旦肝气郁结，人体就容易出现消化系统的症状，如胃胀、胃痛、打嗝儿、恶心、呕吐、嗳气等。肝气犯脾后，就会出现肚子胀、拉肚子的症状。有的人肚子一疼就要拉，拉完后肚子疼就缓解了，但是可能吃完饭后，肚子马上又疼了，又要去拉，或者是喝一口水都能拉肚子，这就是肝气犯脾的表现。

第三则体现在精神、情绪上，因为肝的疏泄功能对调节人的精神、情绪有着重要的作用。一旦肝气郁结，就会出现情绪低落、精神抑郁、多愁善虑、沉闷欲哭、嗳气太息等表现。

如果大家身上出现了这些症状中的一条或者几条，就可以判断为已经出现了肝郁。

震颤期门穴

发现自己有肝郁的问题了，我们该如何疏肝解郁呢？

郝万山教授提供了自己临床常用的一个穴位——期门穴，并推荐使用震颤的手法来按摩此穴。

这一方法其实是受到中医经典著作《伤寒论》的启发。张仲景在《伤寒论》中记载了一个"热入血室"的疾病。这个病是指女性在月经期得了感冒，或者是在感冒期间来了月经，又或者是月经刚结束就感冒发热了，结果令邪气直接侵入胞宫，出现肚子胀、肚子疼的症状，尤其是两肋疼痛难忍，到了夜里还说胡话。这种病实际上是由肝经气滞血淤造成的。患者不是两肋疼痛吗？所以张仲景就在疼痛处也就是期门穴的附近，找到了淤滞的毛细血管，消毒后放血，让淤血流出来。如此一来，患者的疼痛立即得到了缓解，晚上也不说胡话了。

郝万山教授发现，对胸闷、两肋不舒服的患者，不用放血，只用震颤期门穴也能收到很好的效果。

期门穴的定位方法很简单，首先找到位于胸口的胸骨，沿着胸骨向下数到第六肋骨，向两边各旁开四寸，即为期门穴。按摩时不能太过用力，这个地方的肌肉很嫩，用双手指腹轻轻震颤的效果最好。当我们出现了肝郁的症状，在家想要发火的时候或者有其他负面情绪时，震颤一下期门穴都是有帮助的。

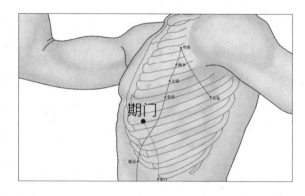

恐伤肾，
别让情志毁了你的一生

七情与脏腑息息相关，中医有"恐伤肾"一说，意思是人如果过度恐惧，肾气就会受损，随之而来的就是身体各方面出现严重问题：小孩生长发育缓慢、大人不孕不育，有的人甚至还会直接被"吓死"。因此，调节情志不仅是养生，有时也是救命。

健康候诊室

现实版的美人鱼

悦悦："几乎每个女孩都曾梦想过成为童话中的人物：灰姑娘、白雪公主、美人鱼……但现实生活中，童话还会如此美好吗？"

8岁的夏伊洛·皮平生活在美国缅甸州，她患有一种罕见的疾病：生下来双腿就黏合在一起——就像美人鱼一样。与此相伴的是，她的膀胱、子宫、结肠、尿道等多个脏器都有所缺失，她只有一个卵巢，并且有一个非常重要的脏器也残缺不全。医生断定像她这样的情况，在数小时后就会死亡。当时甚至没有医生愿意给她看病，他们说买彩票中奖的概率都比她活下来的概率大。但夏伊洛却打破了医生的死亡预言，奇迹般地存活了下来。

悦悦："没想到现实生活中，'美人鱼'的处境竟然如此凄惨。我们注意到，

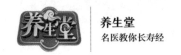

夏伊洛除了膀胱、子宫等残缺不全外，还有一个非常重要的脏器也不完整，这是导致她一直处在危险当中的重要原因，那这个脏器到底是什么呢？"

郝万山："夏伊洛缺少的重要脏器是右肾，而且她的左肾大小只有正常肾的1/4。由于她的两个脚的骨骼融合在一起，像美人鱼一样，所以我们就把这种病叫做美人鱼综合征。同时，她没有右侧卵巢，左侧卵巢也残缺不全，还没有子宫、直肠、膀胱和尿道，骨骼也发育不全，这种情况下，医生判断她很快就会去世，是很正常的。"

悦悦："但是她却奇迹般地活了下来！"

郝万山："可怜天下父母心，她的父母跟医生说，你们可以用一切现代的医疗方法，只要能让夏伊洛活下来。她7岁的时候，已经接受过150次手术，其中包括两次肾移植和多次器官的再造手术，而且她每天还要吃大量的药。可即便这样，她还是没能长大。2009年10月，一次严重的感冒之后，她并发了严重了肺炎，结果没有抢救过来，于10月22日去世了。"

悦悦："太可惜了！在小美人鱼短暂的10余年生命里，她做了无数次手术，吃了无数的药，也不能正常地生活、交朋友，结果还是遗憾地去世了。您认为导致她最终没能坚持到长大的最主要原因是什么？"

郝万山："应该是肾的缺失。早在2000多年前，中医理论的奠基之作《黄帝内经》里就提到，肾主骨，开窍于耳，主生长发育。肾是人体的调节中心、生命之源，它主管着我们生长发育、衰老死亡的全过程。一个人从小到大再到老，

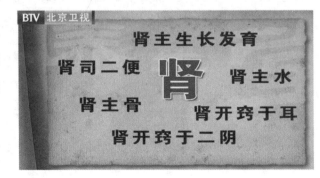

全是靠肾中的精华之气和能量来滋养的。"

悦悦："我们都知道肾的重要性，那么对夏伊洛而言，缺少右肾对她产生了哪些具体影响呢？"

郝万山："中医认为，肾主生长发育，主生殖，主骨骼，而且司二便，即掌管大小便，这些说法在夏伊洛的身上都有所体现。肾主骨，缺少右肾，导致她的骨骼发育不全；肾主生殖，缺少右肾，导致她的子宫、阴道跟着缺失；肾司二便，缺少右肾，导致她缺失了直肠、肛门、膀胱和尿道。"

悦悦："居然真是如此！您说，2000多年前的人，是怎么能把这些器官关联在一起，并且确定是以肾为核心的呢？"

郝万山："这是古代医者从无数实践中总结出来的宝贵经验，也是古人看待世界和人体的大智慧。我们今天要谈论的主题就是肾的健康，而且主要是讲负面情绪对肾的影响。"

悦悦："肾还和情绪有关联吗？"

郝万山："当然。中医认为，肾在志为恐，恐伤肾，恐则气下。也就是说，如果遇到惊吓，人就容易出现肾的损伤。而且反过来说，肾气虚的人，也容易胆小害怕，受不得惊吓。"

悦悦："就是我们平时吓一跳的那瞬间，不仅心脏怦怦跳，肾也可能受伤了？"

郝万山："这就要看你被吓的程度了。恐惧的心理人人都会有，有的人恐高，一站到高处往下看就发抖；有的人恐惧狭窄空间，所以不敢乘电梯；有的人恐惧黑暗，睡觉一定要开着灯……可以说人类的恐惧千奇百怪。通常，只有突然或过度的恐惧才会伤到我们的肾。"

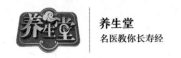

名医会诊

郝万山｜ 北京中医药大学教授、博士生导师

过度恐惧的危害

　　人在受惊吓以后通常会心跳加快、脸色发白，甚至有的人还会出现二便失禁的情况。这些都和"恐则气下"有关，意思是人在惊恐时，全身之气向下聚集，而肾作为下行之气的必经部位，很容易受到影响，其后果反映在人体的方方面面。

　　一次，一个妈妈带着一个小女孩来找我看病。我之所以说她是小女孩，因为她身高不足 1.5 米，胸前平平的，明显没有发育。我下意识就问："小朋友你几岁了？"她的回答让我大吃一惊："医生，我 26 了。"当时我就让她先出去一会，我要和她妈妈谈谈。

　　她出去后，我问孩子妈妈："这个孩子是你带大的吗？"就这么一句话，她妈妈就泣不成声，哽咽良久她才跟我说："医生，这是我一辈子的遗憾！"原来，这个孩子并非她和老公主动想要的，意外生了孩子之后，她工作特别忙，没有时间带，就把孩子放在乡下一户人家寄养。她和老公没时间去看孩子，就想着多寄一些钱，他们肯定会对孩子好的。直到孩子五六岁，要上学了，她才把孩子接到城里来。结果却发现孩子一直不长个，而且胆子特别小，一根筷子掉地下都能把她吓一跳，夜里还经常做噩梦。

　　最后她才知道，她送去寄养的家庭是个暴力家庭，两口子经常打架，一打架就抄起擀面杖、菜刀之类的，把孩子吓得够呛。从此之后，这个孩子基本就不长个了，而且一直到 26 岁大学毕业，居然从来没有来过例假。

这是一个现实悲剧，其医学解释就是：恐伤肾，肾主生长发育，主生殖，肾因过度惊恐而受伤，就会影响人体正常发育的过程。所以，所有的家长都需要注意，在宝宝幼龄的时候，一定要给他创造一个舒适、轻松、安定的环境，切莫以为只要不打骂孩子就没事，夫妻之间的关系和互动方式也很重要。

除了小孩，大人也要注意，不要长期陷入恐惧情绪中，因为肾主生殖，若是因恐惧而长期神经敏感，可能会导致不孕不育。

很多年前，一位40多岁的女士来找我看病，说她真不甘心，刚42岁就闭经了，就要到更年期了。我就问她是不是有心烦急躁、睡不着觉的情况，她说没有；我再问她早晨起来手指关节疼不疼、僵不僵，她也说不疼不僵。然后我一把脉：怎么像是怀孕的脉象？她当时就斩钉截铁地说："我不可能怀孕的，8年了都没怀上！而且别的孕妇有的反应，我都没有！"

我就说："光把脉也不一定准，你先去妇科做个化验吧。"过了3个小时，她拿着化验单颤颤巍巍地回来了，"医生，我真的怀孕了。"后来通过聊天，我才了解到，她很爱她的丈夫，结婚前她丈夫告诉她："我们家前8代都是单传的男孩，你以后也得给我生一个大胖小子，要不我们家就要绝后了！"正是丈夫的这句话，让她压力陡增。嫁给他之后，只要他们在一起，她就默念："我要生男孩！我要生男孩！"结果1年、2年、3年，不仅男孩没有，女孩也生不出来。之后她就越来越紧张、焦躁。直到后来，她的一个亲戚连着生了3个女孩，想把老三送给她家养，她和丈夫商量后就同意了。没想到养着养着，她自己不再去想生男孩的事了，这次反而就怀上了。

由此可见，除了突如其来的恐惧可以影响肾的正常功能之外，长期的、慢性的负面情绪也会影响肾的健康，严重时甚至会像这位女士一样，肾气不固，无法怀孕。

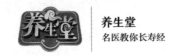

健康自修课

你了解自己的恐惧吗?

让人"揪心"的"恐惧"

古人造字有讲究,"恐惧"的"恐"字就透露了不少信息。"恐"是会意字,上"巩"下"心","巩"的意思是用皮绳把东西捆结实,"巩心"则可以形容成是人的心发紧,仿佛被皮绳捆住一样,无法放松。我们形容"恐惧"的场景时也常说:"当时我的心都提到嗓子眼儿了!"这种"揪心"的感觉,正是与恐惧紧紧相连的。

除了揪心,很多人紧张的时候还会感到胸闷,呼吸困难,严重者还会产生濒死的错觉。医学上来说,身体有器质性病变的人是很容易出现心痛和濒死感的,比如在心梗发作的时候,人的恐惧感会增加到最大,毕竟死亡是笼罩在人类心头上最大的梦魇。此时若服用扩张血管的药物,比如硝酸甘油,则可以暂时缓解心脏供血的压力,心脏舒服了,我们的惊恐感也会慢慢消失。

通常情况下,濒死感多是由类似心脏问题所导致的,但在临床上有不少心脏健康的人,也会经常出现巨大的惊恐感和濒死感,这就不完全是生理问题了。在中医看来,这可能是患者的心神受到了意外的侵扰和伤害,属于情志问题。

真的有人是被"吓"死的吗?

其实,作为人的一种基本情绪,恐惧原本是我们一种生存的自我保护机制,适度的恐惧可激发中枢神经系统的兴奋性,从而调动身体各组织器官功能以应对危险。但是,过度的、长期的恐惧则会造成反效果。

"惊弓之鸟"的故事大家应该都知道。说的是战国时期，魏国有个叫更赢的神射手，一次他陪魏王打猎，看见一只在鸟群后落单徐飞的鸟，便拿起弓，空拉一下弦，"嘣"的一声过后，鸟就掉了下来。魏王大为惊奇，更赢解释说，这只鸟飞得这么慢，而且叫声凄惨，肯定受过箭伤，所以对弓箭的声音十分恐惧，听到弓弦声，一紧张，伤口崩裂，就坠地了。

鸟尚且如此，人更是这样了。《三国演义》里张飞在当阳桥头的三声怒喝，竟然直接把曹操身边的夏侯杰吓破了胆，坠马而亡。其实，弓弦声和怒喝声本来是不足以致命的，只不过处在故事中的那只鸟和夏侯杰自己夸大了恐惧的感觉，他们觉得自己没有能力去应对当时的危险，所以加重了心里的恐惧感。而且，在中医看来，夏侯杰很有可能患有肾气虚，所以才会一吓即死。

中医认为，我们容易"恐"的原因主要是肾精亏虚，不足以炼精化气，涵养心神。肾精不足、肾气亏虚时，人突受惊吓就会心气逆乱，导致心神无所归依，各种严重的症状也就随之产生。正常来说，肾气虚的表现如下图所示。

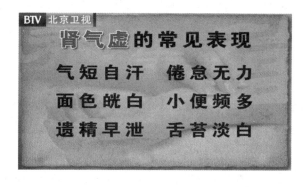

需要注意的是，我们常常把惊和恐混淆在一起，并称"惊恐"。其实从医学致病因素的角度来看，惊和恐是两码事：惊多是来自外部的突然刺激，恐则更多是由内而生的担忧和害怕。往往是先有外界的惊吓，才出现我们心里的恐惧。突然听见打雷声或有人躲在门后吓你一跳，都是让我们"惊"的外因，通常"惊"过之后，我们心里的"恐"只会停留一小段时间。只有肾气亏虚的人，才会一直陷在里面出不来：面如土色、失魂落魄、四肢不灵，严重的还会二便失禁。

其实，从古至今，有的人一笑归天，也有的人一怒丧命，还有的人一悲

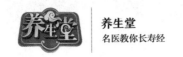

而亡，更有的人一惊断气。喜、怒、忧、思、恐等人的情志与健康是息息相关的。想要健康长寿，不仅要调理脏腑，也要调节情志，从生理和心理两方面着手，才能彻底摆脱"恐"的困扰。

养生千金方

二穴一汤，滋补肾气

对于由情绪所致的肾气受伤，我们通常采用舒肝、宁心、补肾的方法来调节。补肾可以理解，为何还要舒肝、宁心呢？首先，肝主疏泄，可以调节人体气的运动，只有气的运动流畅了，人的心情才能舒缓、愉悦。反过来，人的心情紧张、焦虑、恐惧，也会抑制肝的功能。其次，心主神志，我们的精神、情志全靠心来主管，所以治疗任何由于情绪所导致的脏器疾病时，都不能忘了宁心。即便是治疗呼吸系统、消化系统的疾病，有时候也是这样。

和涌泉穴

当然，肾气受损，最重要的还是滋补肾气。对于肾虚，有一个很好的按摩调理方法，就是搓八髎。八髎指的是八个穴位：上髎穴、次髎穴、中髎穴和下髎穴，左右各两个，合起来是八个。其具体位置如下图。

具体调理方法很简单，先把手搓热，然后快速地搓八髎，使这个地方有热感，自己够不到的话，可以让家人帮忙，每晚睡前搓一次即可。

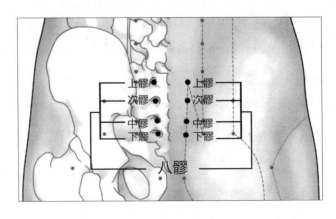

搓八髎可以调节肠道，治疗便秘，对肾气也有很好的补益效果。对女性来说，可以调节子宫，治疗痛经、月经量少、白带过多等症，另外对于男性的前列腺肥大也有一定改善效果。

除了八髎，涌泉穴也是补肾的重要穴位。俗语说：寒从脚起。现代医学认为，我们的双脚远离心脏，血液供应相对不足，更容易发冷，尤其是冬天。所以，医生建议老人在冬天临睡前用热水洗脚后，用手掌按摩脚心涌泉穴 5 分钟，可以保暖补肾。

涌泉穴位于脚掌前三分之一和后三分之二的交点处。如果把脚丫一弯的话，有个人字纹，涌泉穴就在人字纹的顶点上。

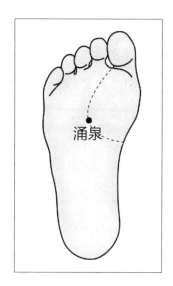

需要注意的是，涌泉穴是肾经的原穴。所谓原穴，就是肾经这条河的泉眼，如果我们按照正常的按摩手法，以指腹用力按压，反而会把泉眼堵住。所以，正常的方法是用搓，不要按，轻轻地搓，使泉眼周围放松，让它的水源源不断地流出来。右脚用左手搓，左脚用右手搓，把脚底板搓热了就行。

山药、巴戟天和海参

除了按摩穴位，食疗也是补肾的重要途径。这里给大家推荐的是：山药、巴戟天和海参。

山药味甘、性平，入肝、肾、肺经，其主要功效是益胃补肾、固肾益精、助五脏、强筋骨。山药的滋补功效突出，被誉为"中国近代医学第一人"的著名中医大家张锡纯在其医著中列举了自己用大剂量山药治疗患者的案例，最后总结出："山药之性，能滋阴而能利湿；能滑润又能收涩，是以能补肺、补肾兼补脾胃。且其含蛋白质最多，在滋补药中诚为无上之

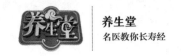

品。"山药的补肾效果明显，且含有多种营养素，有强健机体、滋肾益精的作用。不管是男性肾亏遗精，还是女性白带过多、小便频数等症，都可以服用山药来调理。

巴戟天是一种生长在西北沙漠中的植物。它性微温，味甘、辛，归肾、肝经，有补肾阳、强筋骨、祛风湿的作用。近年来，医学研究发现它还有解郁的作用。巴戟天含有一种成分，叫做"巴戟乐"，当情绪低落、精神抑郁的时候，吃它就可以提高兴奋度，因此在治疗精神抑郁时，常常要用到此药。

海参性温，味咸，自古以来就是名贵的滋补食品，与人参、燕窝、鱼翅等珍贵食物齐名，为"海产八珍"之首。我们都知道人参有大补元气的作用，能够延年益寿，而海参就相当于海里的人参。中医认为，海参能够补肾益精、壮阳疗痰，经过临床考证，海参的养生功效还有滋阴补血、健阳润燥、调经、养胎、利产等。可见海参不仅营养丰富、有益养生，其滋补肝肾、强精壮阳的作用也是大家公认的。海参的性质较为温和，又有养血润燥之功，男女皆宜，它既是男性补肾壮阳的佳品，也是女性防衰抗老的要药。

这三款食材的具体烹饪方法如下。

首先，准备一块鸡胸肉、一块鸡腿肉和适量葱、姜。把鸡胸肉和鸡腿肉洗净切成肉末，再加入洗净的葱、姜一起切碎；然后准备一个大碗，倒入切好的鸡肉末，加入2倍量的凉水，搅拌均匀。等锅里的水开之后，将鸡肉末和凉水一起倒入锅中。这时把火开小一点，持续炖20分钟。

与此同时，准备其他的食材。准备250克海参，挑海参的时候要注意挑形状比较整齐，摸着很有弹性，不烂的那种。由于海参有腥味，因此要先焯一下，最好加入黄酒、料酒、葱、姜，凉水下锅焯透，一般等开锅后2分钟捞起即可。焯好的海参可以切成较大的块，备用。再准备巴戟天、淮山药、枸杞子各15克，提前泡20分钟，再准备20颗掰碎的大枣。

最后，把巴戟天、淮山药、枸杞子铺在盛汤的碗里，盖上掰碎的大枣，再铺上切好的海参。等鸡汤好了之后，便可倒入碗中，以没过海参为准。此时即可上屉去蒸，3个小时后，一道鲜美又营养的补肾鸡汤就做好了。

补肺调神，
从改善呼吸开始

有人说：生命就在一呼一吸之间。呼吸对我们的身体健康的确是至关重要的。而呼吸又和肺，以及人的情志息息相关。《黄帝内经·素问》里指出："诸气者，皆属于肺。"肺主一身之气，肺因情志受伤，人的呼吸和体内气机也会受到严重的影响。只有同时调理情志和呼吸，才能补肺安神，延年益寿。

健康候诊室

呼吸里的延年之道

刘婧："相信大家都有过这样的经历：疲惫的时候长叹一口气；发怒的时候喘着粗气；被吓到的时候倒吸一口冷气……也就是说，一呼一吸之间，我们情绪里的秘密就被泄露了。那到底是情绪的起伏在决定着我们的呼吸规律，还是呼吸的方式在影响着我们的情绪走向呢？"

郝万山："这是一个好问题，其实呼吸和情绪之间是相互影响的。

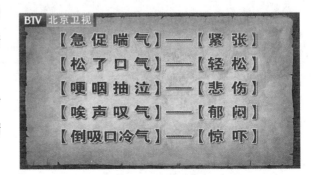

BTV 北京卫视

【急促喘气】——【紧张】
【松了口气】——【轻松】
【哽咽抽泣】——【悲伤】
【唉声叹气】——【郁闷】
【倒吸口冷气】——【惊吓】

就情志养生而言，如果我们能够很好地调节呼吸，做一些呼吸方面的训练，不仅可以调节我们的情绪、平复心情，还有提高免疫机能、强身健体、延年益寿的效果。"

刘婧："效果这么好？不就是简单的呼吸吗？人人都会啊！"

郝万山："呼吸听起来简单，但它涉及的却是中医养生最基础的元素之一：气。中医理论著作繁多，但没有哪一本书里没有提到'气'的。《黄帝内经》里就明确指出，气是宇宙万物的本原，是维持生命正常运转的基本能量和推动力，对人体起着推动、温煦、防御、固摄的作用。"

刘婧："这个'气'就是我们平时呼吸的空气吗？"

郝万山："这里所说的气有三个来源：第一个是秉承父母经血而来的先天之气，我们称之为肾气；第二个就是脾胃吸收的水谷精气，我们称之为后天之气；第三个就是我们呼吸时吸入的大自然的清气。"

刘婧："所以我们都说要呼吸新鲜空气，原来呼吸的就是自然清气。"

郝万山："是的，大家应该都听过这样一句话：'生命只在一呼一吸之间。'这本是劝诫世人活在当下，但却是很符合中医传统养生理念的。《黄帝内经·素问·上古天真论》里就提到：'闻上古有真人者，提挈天地，把握阴阳，呼吸精气，独立守神，肌肉若一，故能寿敝天地，无有终时，此其道生。'意思是那些最早掌握了天地阴阳变化规律的真人，他们能够调节呼吸，吸收精纯的清气，精神内守，身心一致，

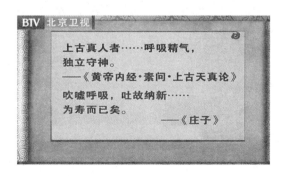

上古真人者……呼吸精气，独立守神。
——《黄帝内经·素问·上古天真论》
吹嘘呼吸，吐故纳新……
为寿而已矣。
——《庄子》

所以他们的寿命也就与天地同齐，没有终点。这种说法当然有所夸张，但其中表达的几个核心养生观念却是值得我们借鉴的。"

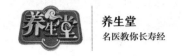

刘婧："提挈天地，把握阴阳，呼吸精气，独立守神，肌肉若一？"

郝万山："是的，今天我们主要就讲其中的呼吸精气。吸取天地精气的同时，我们还要呼出体内的浊气，这就叫吐故纳新。我们的先人从很早之前就开始修习吐故纳新之道了，青海出土过一批彩陶罐，其上面有一幅图，这幅图描摹的就是古人如何调整呼吸，而那已经是 5000 年之前的事了。"

刘婧："难怪我们看到神话故事里，那些仙人只是静坐吐纳就能修炼法力。"

郝万山："那有些夸张了，不过现实生活中，我们通过练习吐故纳新的呼吸方法来消除疲劳、强身健体、延年益寿，还是有一定效果的。"

名医会诊

郝万山 | 北京中医药大学教授、博士生导师

肺为"娇脏"，一不注意就受伤

肺主皮毛：情绪不佳，皮肤跟着遭殃

要想弄清楚情绪和呼吸之间的关系，肺是绕不开的话题。

先说说肺和呼吸的关系。从中医的角度来看，皮肤、鼻腔、咽喉、气管、支气管、肺都是一个系统的，都属于中医的肺系统，不能割裂地对待。肺主呼吸还好理解，很多人不明白为什么肺还和皮肤有联系。其实，低等动物通常都是通过皮肤来呼吸的，但皮肤的面积毕竟有限，当动物向高级进化时，耗氧量逐渐增加，就慢慢形成了专门的呼吸器官。人的肺泡如果都打开的话，它和空气接触的面积是 100 平方米左右。如果小于这个面积，人吸收氧气和排出二氧化碳的能力就会下降。

虽然如此，皮肤的呼吸功能还是不可替代的，新闻就曾报道过，化妆品公司开年会，有人在员工身上涂指甲油画画，结果还没画完，这个员工就胸闷憋气，窒息而亡。医生推断是指甲油把他所有的汗孔全堵住了，导致他呼吸功能衰竭。这并非个例，同样的意外还曾发生在油漆公司，也是员工一时兴起，拿油漆在同事身上画画，最终酿成悲剧。

除了上述这种严重到窒息而亡的意外事件，生活中，我们的肺、皮肤以及其呼吸功能更容易受到来自情绪的损伤。

我接诊过一位40多岁的男士，他全身皮肤上满是黑疙瘩，较严重的是胳膊的两侧、腿的两侧和整个后背。皮肤病不是我的专长啊，于是我就让他去挂皮肤科。但他说自己这个病并不全是皮肤问题，他说自己总是不高兴，觉得活着没意思，平时经常睡不着觉。我一听是情志问题，就给他开了舒肝、安神、宁心，并能促进人体代谢的方子。但我也跟他强调，这个方子只是调情志的，他的皮肤问题还得找专门的皮肤科医生来治。

结果半年以后他又来找我，告诉我他的皮肤病全好了，说是我治好的。我心想，我只是开了调节情志的方子，怎么能把那么严重的皮肤病治好呢？他给我解释说，吃了那个方子后，第一个星期他就觉得特舒服；两个星期后，他就觉得心里痛快起来了；吃了三个星期后，之前厌世的想法也没有了。结果他这一吃，就吃了整整半年，最后皮肤病也好了。

因为他是外地过来特意看病的，来回不方便，所以当时我给他开的方子是很平稳的，可以一直吃下去，但真像他这样一吃吃半年的患者还是第一次见到。也是从这次诊病经历开始，我注意到，情绪对人体健康的重要影响并非医术上的空泛理论，而是普遍存在的事实。他的皮肤问题其实是身体代谢失调造成的，而代谢失调的根源又是情绪抑郁。把情绪调好之后，代谢自然恢复平稳，皮肤问题也迎刃而解。

民间有句俗话叫："外科不治癣，内科不治喘。"因为这两者都是成

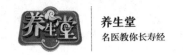
因复杂的慢性病，易复发，很难根治。其实，现在医学这么发达，很多疑难杂症早就有了效果不错的药物，但很多时候，像皮肤病和哮喘这种很折磨人的慢性病会让患者的情绪渐渐失控，变得敏感、焦躁，长期处在这种情绪里，吃再好的药也是事倍功半。

悲伤肺：想哭就哭出来

现代社会生活节奏越来越快，来自生活、工作的压力也不断增加，很多年轻人，甚至中年人都感觉"看不到未来"。久而久之，许多人很容易产生忧伤、失望、空虚等悲观情绪，严重者还会发展成"忧郁症"。不要以为忧伤只是一种人人都会有的小情绪，在中医看来，它是十足的"肺杀手"。《黄帝内经·素问》中就明确表示："在志为忧，忧伤肺。"多愁善感的人多喜欢叹气，严重者还会胸闷，甚至咯血，这都是因为过度悲伤而损害了肺脏。

《黄帝内经》里还提到："愁忧者，气闭塞而不行。"意思是人在悲伤、忧愁的时候，人体内的气机会郁滞，甚至闭塞。如此，气的防御作用就会减弱，时间一长，机体对外界病邪的抵抗力就会明显下降，进而导致各种疾病的发生。而在人体各脏腑里，肺被称为"娇脏"，它不耐寒热，一不小心就容易受伤。所以，因忧愁过度而导致肺部疾病的情况在门诊屡见不鲜。

周女士的女儿11岁时突然得了肺炎，咳嗽特别严重，在医院里连续输了几天的消炎药，让她十分心疼。没想到女儿的病才好转2个多月，突然又开始咳嗽起来，一检查又是肺炎。这让周女士焦急万分，生怕女儿落下什么病根，便四处托朋友找专家看。

我接诊以后，仔细了解了这个女孩的情况。原来，她从小比较要强，特别追求完美，自己给自己规定：数学考试必须100分，99.5分都不行。

在小学阶段，她基本没有挨过老师的批评，得到的都是夸奖。但老师和同学都不知道的是，每次老师批评其他同学的时候，她也会跟着紧张，生怕下一个就轮到自己。

这就是典型的"忧伤肺"，忧愁过度，气机受损，肺脏抵御病邪的能力便随之下降。这种情况除了心理上的开导，还要通过调节身体机能、平衡脏腑来治疗。于是，我给她开了舒肝、调心、促进三焦代谢的方子。表面上看，这个方子不是直接治疗肺炎，其实我是从根本出发，希望把她的整个病灶给去除。后来到了冬天，她们班上很多同学都病了。她却一点事都没有。

这种由于小孩自己的性格问题导致的肺病还好，我在门诊还遇到不少因为家长过于严苛，导致孩子敏感、忧思，进而引发肺病的。在悲伤的时候，我们体内会产生一种有毒的黏性蛋白，这种黏性蛋白会使人特别不舒服，而它只能通过眼泪排出体外。所以医生都建议患者，不开心的时候，想哭就哭出来，只有这样才能将一些特定的毒素排出体外。很多小孩心事重，被父母、老师逼急了也不哭，就一个人憋着，这样是最容易出问题的，需要引起大家的重视。

健康自修课

悲则气消：你是肺气虚吗？

中医认为，七情变化与人体内的气机息息相关，具体说就是：怒则气上，喜则气缓，悲则气消，恐则气下，惊则气乱，思则气结。其中悲则气消是悲伤肺的其中一种类型。所谓"气消"，就是体内积聚的能量耗损严重，且难以为继。因为人说话、干活都是靠能量来维持的，而人体能量的获得主要是依靠饮食和呼吸。过度悲伤导致肺功能减弱，人体通过呼吸空气中

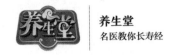

摄取的能量也随之减少，久而久之，自然做什么事都无精打采。

有个女儿和爸爸的关系特别好，有次她从很远的地方回家看爸爸，想给爸爸一个惊喜，结果上了年纪的爸爸一激动，心跳骤停，送到医院也没有抢救过来。结果2个月之后，这个女儿也到这家医院来了。她见了大夫之后，有气无力地说："大夫，我不行了，我爸是从你们这个病房走的，我也要跟我爸走。"医生问她是怎么回事，她说自己把爸爸吓走之后，一直很自责、悲伤，天天以泪洗面，这阵子全身一点劲都没有，感觉自己也快不行了。

这就是典型的"悲则气消"。美国科学家也做过相关试验：如果处在悲伤、嫉妒、焦虑、紧张等负面情绪里的人，去做肌肉力量测试，数据马上就会下降；如果处在淡定、从容、博爱、有勇气等积极情绪里的人，再去做肌肉力量测试，数据就马上增加。情绪对人体的气机、能量的影响可见一斑。

悲则气消，最常见的后果就是导致肺气虚。肺气虚又称肺气不足，简单来说就是肺的生理功能减弱。那肺气虚的主要症状有哪些呢？首先，气是能量，能量不足，人肯定会感到疲惫乏力。其次，精神也是

> BTV 北京卫视
>
> **肺气虚的症状**
>
> 气虚：乏力倦怠　精神不振
> 　　　面色不华　声音低怯
> 　　　自汗畏风　容易感冒
> 肺：咳嗽　气喘　胸闷　气短
> 　　不耐较重的体育运动和
> 　　体力劳动

靠能量来充养的，气虚了，能量不足了，所以精神也随之不振，显得无精打采。具体到面容上，就是面色不华，看上去是苍白的，没有血色。再次，我们说话也是靠肺气推动的，肺气不足，我们的声音也会变得很低。除此之外，肺气虚还会产生自汗、畏风、易感冒等症状。最后，肺部本身的一些常见症状也会夹杂其中，如咳嗽、喘、胸闷、气短等。

大家可以对照看看自己是不是潜在的肺气虚人群，如果是，那就需要多加注意了。

养生千金方

腹式呼吸，对治肺气虚

面对情绪不佳导致的肺气虚，建议大家采用疏肝解郁、化痰清肺、定志宁心的方法来调理。

首先是疏肝解郁。肝主管全身气的疏通和宣泄，只有当气的运动特别流畅时，我们全身器官的代谢才会流畅而平稳。气郁的时候，水的代谢就会失调，会生痰、生水、生饮，还会内生湿邪。其次，由于多痰，所以治疗肺病除了疏肝解郁之外，还要化痰清肺。最后，心主神，一切脏腑疾病都需要在定志宁心的基础上进行调理。

当然，对于肺气虚的患者来说，由于倦怠无力，所以这类患者在调理时还需补益肺气。最基础的就是在空气好的时候，到户外做一些深呼吸，吐故纳新，促进人体气的运行。另外，肺和皮肤息息相关，我们体内很多代谢产物可以通过皮肤出汗来排泄，所以肺气虚患者应该多参加体育运动。如果怠倦无力，可以进行适量的运动，使自己周身潮潮的，这是微出汗的表现，利于代谢产物的排泄和肺气的宣发即可。

除此之外，我们还可以进行专门的呼吸锻炼。这里给大家推荐的是：腹式呼吸。腹式深呼吸是和胸部浅式呼吸相对的，它可以弥补胸式呼吸的不足，是健肺的好方法。所谓腹式呼吸，就是指吸气时让腹部凸起，吐气时压缩腹部使之凹入的呼吸法。

具体方式：先将注意力尽量集中在腹部的丹田位置，当吸气的时候，感觉到气体渐渐充满你的腹腔，让腹部能够慢慢地凸起；吐气的时候，则

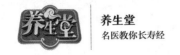
用意念想象着将气体慢慢地排出腹腔，让腹部能够渐渐地向内收。

腹式呼吸有几点需要注意。

1. 在吸气的时候，肋间肌肉不动，胸廓也不动，等肚子鼓起来以后，横膈膜随之下降，等呼气的时候，肚子瘪进去，横膈膜也随之上升。

2. 呼吸不能过度，要做到细、静、匀、长。也就是说气在进出时应是细微的，不粗不猛的，更不能喘。而且频率要均匀，不能一会儿吸，一会儿停，一会儿呼。还要讲究"吸入一大片，呼出一条线"，即吸进去的是自然环境中的清气，要吸入一大片；呼出来的是体内的浊气，要慢慢呼出，呼成一条线。

3. 我们平常呼吸时，每分钟为 12 ~ 13 次。而在练腹式呼吸时，一般是每分钟 4 ~ 5 次。每次锻炼 5 分钟即可。

另外值得注意的是，尽量用鼻子呼吸，而不是用嘴呼吸，否则就不能保证吸入的是自然界的清气，甚至可能会对人体造成污染和损害。在练习的时候，你如果能做到静心宁神的话，就会注意到：我们用鼻子呼吸时，左右两个鼻孔呼吸的力度有时是不一样的，吸进去的气也是不同的。再练习一段时间，你就会感觉到气在两个鼻孔之间循环。

第六章

药食同源：
长寿的根本还是"吃"

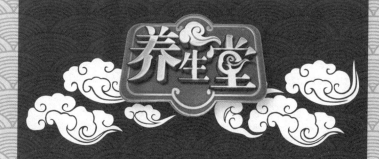

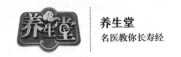
红色食物，
吃出红火身体

　　中国饮食文化源远流长，一桌饭菜是否出色，不仅要考虑营养的丰富性，还要做到色、香、味俱全。传统中医也认为：食物的颜色与性味、功效之间有着许多微妙的联系，一桌色彩丰富的饭菜不仅能给我们带来视觉上的愉悦感，也意味着食物搭配周到、营养均衡，能很好地补养身体，这节主要推荐的就是红色食物。

健康候诊室

红色食物，喜庆又健康

　　悦悦："今天是元旦，我给大家买了很多礼物！"

　　王旭东："我看看，火龙果、苹果、山楂、西红柿……居然还有辣椒！"

　　悦悦："是啊，都是红色的食物，图个喜庆！"

　　王宜："确实，谁都愿意有一个好的新年气象，所以大家就爱吃红色的食物，看到它的时候，就觉得心里喜庆得不得了！不过对于新的一年，我们还有一项更重要的任务，那就是健康。有了健康的身体，才有长久红火的日子。"

　　悦悦："那王主任，我们新年应该吃什么样的食物好呢？"

王宜："红色食物就蛮好！想要长久的健康，首先要做到的是抗衰老，而这正是红色食物的强项。大家都知道，维生素 C 是人体需求量最大的营养素之一，它的功效颇多，首推的就是抗氧化，能增强人体免疫力。另外，维生素 C 还能增强我们人体对铁、钙和叶酸的利用，红色食物在这方面表现上佳。"

悦悦："补充维生素 C 好办，多吃水果就行，一定要吃红色的水果吗？"

王宜："很多常见的水果，像香蕉、梨、桃等，维生素 C 的含量都偏低，葡萄、芒果、菠萝等水果维生素 C 的含量相对要高一些。少数水果，如鲜枣、猕猴桃、草莓、木瓜、荔枝等，维生素 C 的含量很高，其中鲜枣中维生素 C 的含量就遥遥领先。"

悦悦："那我回家可得多买些鲜枣。"

王宜："除了维生素 C，番茄红素也是抗氧化、增强免疫力的高手，番茄红素是类胡萝卜素的一种。它最早从番茄中分离制得。番茄红素不仅具有一定的抗癌、抑癌功效，而且对预防心血管疾病、动脉粥样硬化等都颇有成效。还有类似的抗氧化效果很强的 β - 胡萝卜素，这些营养素大多都存在于红色的食物中。"

悦悦："除了水果外，还有什么红色食物是对我们身体很好的？"

王宜："除了植物类，红色食物还有一个大家族，就是动物类，像红肉之类的，它们富含血红蛋白、肌红蛋白等各种酶，是我们身体运转不息的重要动力。"

悦悦："红色食物还有什么神奇功效吗？"

王宜："其实还有一个大家很关注的，就是常常出现在幼儿、老年人，甚至是一些年轻人身上的贫血现象。不少红色食物，像樱桃、动物血等都是富含铁的，可以预防和改善缺铁性贫血。尤其红色果蔬，富含铁元素的同时还含有大量的维生素 C，有助于铁的吸收。"

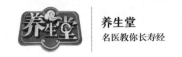
名医会诊

王 宜 | 中国中医科学院广安门医院食疗营养部主任

酸辣红物，为身体"减负"

酸甜山楂，开胃瘦身

红色食物里最能勾人食欲的要数山楂了。山楂原是北方特产，最常见的吃法是制成冰糖葫芦。冰糖葫芦想必大家小时候都吃过，造型像葫芦，吃起来酸酸甜甜，可以说是好看、好玩、好吃。其实，山楂入药时，其开胃消食的功效才是一绝。

传说南宋绍熙年间，宋光宗最宠爱的妃子病了，面黄肌瘦，吃不下饭，御医怎么治都治不好。结果一位江湖郎中揭榜开方：将山楂与红糖煎熬，每顿饭前吃 5 ~ 10 颗，半月后必好。妃子依法吃了半月，果然食欲大增，身体逐渐恢复健康。这种酸脆香甜的蘸糖山楂也慢慢流行起来，演变成了现在的冰糖葫芦。

可能很多人对山楂的认识还局限在酸甜的口感上，其实，山楂果历来被中医认为是健胃消食的上佳之物。在传统医学看来：山楂果味酸甘、性微温，入脾、胃、肝经，有消食健胃、活血化淤、收敛止痢等功效。山楂不仅可以作为儿童消食化积的要药，还可以用来帮助爱美的女性朋友去脂瘦身。现代医学也证明，山楂具有很高的营养和医疗价值，它富含枸橼酸、苹果酸、抗坏血酸、酶和蛋白质等，有降血压、降血脂、促进胃肠消化的作用，在一定程度上能帮助我们清理肠胃，减肥瘦身。

这里为大家推荐减肥瘦身效果不错的山楂美食两例。

配方	制作方法	效用
山楂汤	准备鲜山楂 500 克，白糖 100 克。将山楂洗净，去蒂、籽，用水煮，待山楂烂熟后，放入白糖即可，饮其汤	开胃消食、瘦身美体
山楂糖梨丝	准备鲜山楂 200 克，梨 500 克，白糖适量。将山楂洗净，去核，切成片；梨洗净，去核去皮，切成丝；在锅中放入白糖，加入适量清水，熬至白糖起丝；再加入山楂片与梨丝，一起炒到糖汁渗透入果肉即可	美颜润肤、瘦身去脂、延缓衰老

当然，山楂虽好，也有不少食用禁忌，比如春季就不宜多吃山楂。因为山楂味酸，入肝，肝气旺会伤及脾胃，过多食用还会造成消化性溃疡；因为山楂具有降血脂的作用，所以血脂过低的人不宜食用山楂；此外，儿童、糖尿病患者、孕妇均忌用山楂，尤其是孕妇，应禁食山楂。

常食辣味，减脂强身

除了山楂外，还有一种红色的瘦身食物，那就是辣椒。严格来说，辣并不属于味觉的一种，它只是一种焦灼感，由食物中的辣椒素等化学物质刺激口腔引起。正是这种刺激感使得我们食欲大增，所以辣椒常被当作各种菜式的标配调料。

辣椒含有丰富的维生素，鲜辣椒还有"维 C 之王"的称号，每百克鲜辣椒含维生素 C198 毫克。常食辣椒可增加食欲，并能改善身体畏寒等问题。

其实，辣椒的功效远不止这些。辣椒里有两种很好的物质：辣椒素和

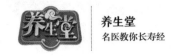

辣椒红素。辣椒素主要分布在辣椒的肉上，辣椒红素则主要分布在辣椒的皮上，从入口之后的刺激性来看，辣椒素的含量肯定要大于辣椒红素。不过它们都是"一家人"，共同构成了辣椒对我们整个神经系统的刺激变化，促进了人体的内循环。在这个过程中，辣椒能起到很好的消脂作用，让脂肪迅速地被燃烧、消耗。这就是为什么很多爱吃辣的人胃口很好，却不会长胖的重要原因。

这里需要提醒大家：不要以为好身材只是年轻女性的追求，健康的身体一定是和身材、体型紧密联系的。肥胖早就被医生戏称为"胖癌"了，因为它确实是百病之源。有一份来自美国《公共科学图书馆期刊》的文献中就提到：在瑞典、挪威、奥地利等国家，测量了27.5万名男女的血糖值，分析他们的身体质量指数的高低，最后发现，血糖高的男性，罹患肝癌、胆囊癌、甲状腺癌、多发性骨髓瘤和直肠癌的风险明显升高。而高血糖的女性则易发生胰脏癌、膀胱癌、子宫颈癌和胃癌。虽然无法确凿地证明血糖太高会致癌，但是按照这份文献来推论：癌细胞的快速生长需要消耗很多能量，那么，高血糖的身体就会给这些潜在的癌细胞提供更多的能量。而我们知道，肥胖的身材又是高血糖的"温床"。因此，不管是出于控制血糖的考虑，还是单纯地为了美好的身材，我们都应该重视肥胖问题。

辣椒不但可以帮助减脂、改善体形，而且它能加快我们的整个代谢过程，加快血液循环的速度，因此对于心脑血管的活力也有所助益。一些血管性头痛的患者，食用辣椒后有助于改善头痛的症状。不过由于心脑血管疾病病情复杂，有的患者不宜食用刺激性食物，因此需在医生的指导下，结合自身的病情特点再决定是否食用辣椒。另外，由于辣椒可以加快局部的血液循环，所以它也有一定的止痒效果。而辣椒素本身还有它的特殊作用，那就是抗氧化，提高免疫力。所以喜欢吃辣的人一般都身强体壮，很少出现"病快快"的情况。

需要注意的是，辣椒的食用禁忌也颇多。胃溃疡患者是千万不能食用辣椒的，高血压、慢性气管炎、肺心病等患者也不宜吃辣椒。孕妇、产妇最好也不要食用辣椒，以免出现口舌、大便干燥。正常人食用辣椒也不宜过量，不能盲目追求重口味，否则效果会适得其反。

健康自修课

七彩食物，吃出最强免疫力

我们之所以易受各种病菌的侵害，归根结底是自身免疫力低下的结果。要想吃出免疫力，我们就要学会均衡营养，具体到饮食上，就要"花吃"。因为科学研究发现：不同颜色的食物所含的营养成分和具有的功效有所不同，每种颜色的食物对免疫系统的作用也不同。下面，我们就给大家介绍七种不同颜色食物的不同功效。在一饱口福的同时，也使身体获得最均衡的营养。

红色食物：补充能量的好帮手

红色食物有助于减轻疲劳，并且有驱寒作用，可以令人精神抖擞，增强自信及意志力，使人充满力量。红色源于番茄红素、胡萝卜素、铁、部分氨基酸等，有治疗缺铁性贫血和缓解疲劳的作用，对乳腺癌等肿瘤疾病也有很好的防治作用。另外，红色食物给人以兴奋感，有增加食欲、光洁皮肤、预防感冒等作用。此外，红色食物对治疗男性前列腺炎也有一定好处。

黄色食物：清肠降脂抗衰老

黄色食物是高蛋白、低脂肪食品中的佳品，患有高脂血症的中老年人宜食用。黄色源于胡萝卜素和维生素C，二者功效广泛而强大，在抗氧化、提高免疫力、维护皮肤健康等方面更有协同作用。

玉米和香蕉是黄色食品的代表。玉米能提供碳水化合物、膳食纤维和

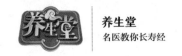

B族维生素等，可刺激胃肠蠕动，加速粪便的形成和排出，能预防便秘、肠炎的发生，还可以调节血脂，在一定程度上预防高血压和冠心病。香蕉是很好的垃圾清理剂，能强化消化系统的功能，同时还能清除血液中的毒素。

白色食物：补钙健骨

通常说，白色食品如豆腐、奶酪等是钙质丰富的食物，经常吃一些白色的食物能让我们的骨骼更健康。同时，各种蛋类和牛奶制品还富含优质蛋白质，而我们常吃的白米富含碳水化合物，它是饮食金字塔坚实根基的一部分，更是身体不可或缺的能量源之一。

绿色食物：肠胃"清道夫"

大部分的绿色食物都含有纤维素，能清理肠胃，防止便秘，降低直肠癌的发病率。另外，常吃绿色食物能让我们的身体保持酸碱平衡的状态，在更大程度上避免癌症的发生。不仅如此，常吃绿色食物还可以舒缓精神压力，并能预防偏头痛等疾病。

蓝色食物：情绪助理

蓝色食物并不常见，除了蓝莓及一些浆果之外，还有一些淡水鱼类也属于蓝色食物。虽说蓝色食物有镇定作用，但吃得太多也会适得其反，因为冷静过度会令人情绪低落。为避免失控，进食蓝色食物时，可以放点橙色的食物，如用香橙之类的伴碟，便不会有问题了。

紫色食物：功效丰富，延年益寿

甘蓝、茄子以及紫菜都是含碘丰富的食物。除此之外，紫色食物还是男人的最爱，例如洋葱就是著名的壮阳食物。另外，紫色的葡萄更是为皮肤的养护和心脏的健康立下了汗马功劳，因为紫色葡萄中富含维生素 B_1、维生素 B_2，能促进血液循环。

黑色食物：益脾补肝

黑色食物都是滋阴的佳品。蘑菇中含有促进皮肤新陈代谢和抗衰老的抗氧化物质——硒，它有助于促进血液循环，防止皱纹的产生。另外，黑米中含有 18 种氨基酸，还含有铁、锰、钙等多种元素。黑芝麻中维生素 E 的含量极为丰富，具有益脾补肝的作用。

菜肴的颜色影响营养价值还反映在同类蔬菜的不同品种中，例如，红皮甘薯的营养价值高于白皮甘薯，黑木耳的维生素含量高于白木耳，红色胡萝卜所含的胡萝卜素高于黄色胡萝卜。另外，即使是同一株蔬菜，因不同部位的颜色深浅有别，其营养价值的差异也甚为悬殊，例如，葱的绿色部分所含的维生素是葱白部位的 4 ~ 5 倍，芹菜绿叶所含的维生素 C 是茎白部位的 4 倍以上。

养生千金方

降压消暑的"红色平民英雄"

夏季消暑，首推西瓜。西瓜营养丰富，是特别适合我们在夏天食用的一款健康食物。大家熟知的西瓜霜就是西瓜皮和中药芒硝混合后产生的白色结晶，它能清热消肿，适用于急性咽喉炎、急性扁桃体炎患者，对口舌生疮也有一定的疗效。

不过，大家虽然都吃过西瓜，但可惜的是很多人没有吃对。因为大家吃西瓜时，往往会把最重要的部分给丢掉，那就是西瓜皮。西瓜皮在中医里有一个好听的名字，叫西瓜翠衣，它有生津止渴的作用，特别是夏天，高血压患者常常会觉得头晕，这多是血液黏稠所致。西瓜皮可以生津止渴、补充水分，有利于改善血液黏稠的现象。

西瓜皮的食用方法主要是用西瓜皮熬水：将西瓜皮去除外边绿皮，挖

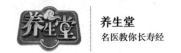
去红瓤，中间的白色部分洗净切条，再加适量水煎煮，凉了之后即可取汁代茶饮，有清暑利尿的作用，并能辅助降压。

西瓜最宝贝的地方是西瓜皮，但对吃货们来说，最好吃的当然是西瓜肉了。而且，西瓜肉榨成汁也是很有营养的。首先，西瓜是水果里的"水分之王"，含水量高达 91.5%。除此之外，一杯西瓜汁所含的营养元素相当于 1.5 个橙子所含的维生素 C，加 1.5 根胡萝卜所含的维生素 A，再加 1.5 个番茄所含的番茄红素。尤其是番茄红素，它是一种超级抗氧化剂，能保护人体细胞，使其免受自由基的损害，并能增强免疫系统的功能。一些研究还表明，番茄红素有助于预防心脏病和多种癌症。

一杯西瓜汁，在为我们补充必需的水分的同时，还让我们吸收了这么多的营养素，实在难得。而且，西瓜汁虽然甜，但热量并不高。根据美国农业部的科研成果显示：一杯西瓜汁（约 240 毫升）仅有 46 千卡的热量，而同样一杯可乐的热量是 200 多千卡。

最近有学者发现，西瓜汁能缓解肌肉酸痛。在锻炼前饮用 454 毫升西瓜汁的运动员较少出现肌肉酸痛感，并且当天的心率也相对较低。研究发现，这是因为西瓜含有一种名为瓜氨酸的天然物质，它能提高动脉的功能和降低血压。瓜氨酸在人体中可通过尿素循环的中间反应转变成精氨酸，精氨酸又能在血管内皮细胞一氧化氮合酶的催化下转变成一氧化氮。一氧化氮是良好的血管扩张剂，它能使全身的血液循环畅通无阻。所以，从这个角度来说，西瓜汁也是高血压患者的不错饮品。

由于西瓜多在夏天食用，所以究竟是吃常温还是冰镇的西瓜汁就成了一个问题。很多人应该记得，我们小时候吃西瓜的时候就是在水井里打上一桶凉凉的井水，再把西瓜泡到冰冷的井水里，过一会就可以大快朵颐了。现在有了冰箱，很多人一买到西瓜就放进冰箱里，想吃的时候就拿出来立即食用。

不过，根据美国营养学家的研究建议：为了获得最多的抗氧化剂，最好食用室温状态下的西瓜。中医也认为，西瓜是性寒的食物，一次吃得过多容易伤脾胃。如果贪凉，吃冷藏时间过长的冰西瓜，对中老年人的脾胃伤害会更大。

此外，西瓜中含有的大量水分会冲淡胃液，引起消化不良，最终导致胃肠道抗病能力下降。特别是在远行、剧烈运动后，如果立刻食用大量冰西瓜，胃平滑肌和胃黏膜血管突然遇到过冷食物的刺激，就容易出现收缩痉挛，进而引发胃痛或加重胃病。

黄色食物，
巩固脾胃根基

　　黄色食物在中医看来是健脾胃的，尤其是五谷之首的小米，自古至今都是老百姓养胃滋补的首选。现代医学研究也发现，很多黄色食物营养丰富，对提高免疫力很有帮助。不管是作为"后天之本"的脾胃，还是抵御疾患的免疫力，都是我们长寿与否的关键因素。因此，我们不仅要多吃黄色食物，还要学会怎么吃黄色食物。

健康候诊室

免疫力下降？黄色食物来帮忙

　　王旭东："悦悦，我看你每天主持很辛苦，给你带了点营养丰富的猕猴桃，补充一下各种维生素。"

　　悦悦："你什么时候开始对我这么好了？还是觉得我最近脑子不好使？居然给我买猕猴桃。"

　　王旭东："我是真的关心你！你看这猕猴桃里面的果肉，黄黄的，多诱人！"

　　悦悦："那明明是绿色好吗？采访过那么多养生专家之后，我自己也收获不少。大自然赋予了食物不同的颜色，也给予了它们不同的特性。咱们吃什么样颜色的食物，对我们的身体就会有什么样的影响。所以，猕猴桃是绿是黄可要搞清楚再吃！"

王旭东："我觉得是黄色！中医的'五色入五脏'理论我也是学习过的，你不要唬我。传统医学认为，食物的颜色和人体的脏腑有呼应关系；现代医学研究也发现，不同颜色的食物在养生保健的功效上也有所不同。通常来说，白色润肺，黄色益脾胃，红色补心，绿色养肝，黑色补肾。"

悦悦："没看出来，你懂的也不少！但我还是觉得猕猴桃是绿色的，孰是孰非，还是来听专家的吧！"

王宜："你们俩说的其实都没错，猕猴桃的确是有绿心的，也有黄心的。绿心里面含有一些叶绿素的成分，黄心则是 β - 胡萝卜素呈现的色性。其实，即便是偏绿心的猕猴桃里，β - 胡萝卜素的含量也非常丰富。具体把猕猴桃归在哪种颜色的食物里，还是看表皮，这样就比较统一了，所以猕猴桃属于黄色食物。这也是我们今天要着重介绍的一种食物。"

悦悦："好吧，那就听专家的，猕猴桃是黄色食物。那黄色食物最重要的养生功效是什么呢？"

王宜："我们一般称黄色食物为免疫堡垒，因为它 β - 胡萝卜素的含量丰富，同时黄酮类的成分以及纤维都很丰富，维生素 C 就更不用说了。这些都是能够帮助人体排出废弃物、抗氧化、消除自由基的好东西，虽然各司其职，但能将我们自身的免疫功能调动起来，稳步提升人体免疫力，预防疾病的侵扰。"

悦悦："那我可得多吃点猕猴桃了！最近我的免疫力明显下降了，三天两头就感冒。"

王宜："不只猕猴桃，还有玉米、小米都是黄色食物。就像刚才旭东说的，传统医学认为黄是入脾胃的，黄色食物最外显的特点就是能帮助消化吸收、调节脾胃。这和我刚才说的'免疫堡垒'并不冲突，只有脾胃好

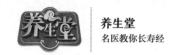
了，才能最大限度地发挥脾胃吸收、运化的功能，人体才能得到充足的营养，才能从根本上保证免疫力、抵抗力长盛不衰。"

王旭东："确实，平常的养生过程中，我们都认为消化、吸收很重要，然而只有脾胃好了，消化、吸收才能好。所以，今天专家教我们吃'黄'，其实是为了养脾胃！"

王宜："是的，脾胃是人体的'后天之本'，而黄色食物则是脾胃的'养生助手'，尤其是我们经常吃的小米。"

名医会诊

王　宜｜ 中国中医科学院广安门医院食疗营养部主任

黄色养生食物之首——小米

五谷之首：小米

传统医学认为，最健康的饮食规律就是："五谷为养，五果为助，五畜为益，五菜为充。"这里的五谷有两种说法，一是粟、麦、稻、黍、菽；二是粟、麦、麻、黍、菽。不管哪种说法，粟都是排在第一位的。而这个粟，其实就是黄色食物里的杰出代表——小米。

小米在没脱壳的时候，我们叫它谷子，当它脱壳了之后，才叫它小米。传统医学认为，同样是种子，数量越多，能量就越大，滋补力自然也越强。所以天生万物，五谷最养，五谷中又以小米为最佳。小米耐寒又耐瘠，有着十分顽强的生命力，几乎能在任何土地上生长，而且数量巨大。一碗玉米只有几十颗，可一碗小米，就是成百上千颗。就连我国古代国家的代称——"社稷"中的"稷"也是小米的意思，"社稷"的原义即是古人用最好的粮食小米来供奉天地和祖先。

小米的几大养生功效

小米虽常见，但营养价值极高。作为均衡膳食里不可缺少的主食，小米既能养先天之本——脾胃，又可以养后天之本——肾脏，具有健脾和胃、清热解渴、补益虚损、养肾安眠等功效。现代营养学也对小米进行过营养成分分析，发现它氨基酸的含量非常丰富，比其他谷物中的含量要丰富得多。所以，很多营养专家都推荐小米作为平衡膳食、养生保健的佳品，认为它非常适用于老人、孩子、产妇、伤者，以及胃病患者等身体虚弱的人食用。

从古至今，女性生完孩子大多都要喝小米粥，就是因为小米粥有着极好的补益作用。女性生完孩子以后，体质是虚弱的，老中医说的"糜粥自养"，其实就是指用小米粥来调养身子。而且革命战争时期，"小米加步枪"中的"小米"，指的也是我们的八路军伤员靠小米汤来养伤。小米粥对胃黏膜有保护作用，对于那些进食挑剔、不能吃辛辣酸苦等刺激性食物的胃病患者来说，也是很好的滋补食品。

除了健脾和胃，性味偏寒的小米还有清热的作用，所以对一些高热患者来说，吃点小米粥，滋补的同时还能缓解高热的症状。

小米的做法

小米的做法有很多，除了常见的做粥之外，还有做成二米饭的，即将大米和小米混洗后同煮。将多样的米混合食用，其实更有利于人体的消化吸收，这在营养学上有个专门的词，叫蛋白质的互补作用，用这种方法可以弥补不同食物之间氨基酸的不足。

小米还可以磨成粉，除了用来蒸小米糕外，还能外用修复烫伤。具体用法也很简单：把小米和蛋清调和以后，敷在烫伤的地方即可。小米的寒性和滋补功效在帮助缓解烫伤疼痛之余，也有利于伤口的愈合。

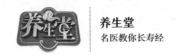

小米养胃，除了做粥外，还能用煮好的小米汁来冲姜丝，做成小米姜汁。这主要是针对胃寒导致的胃痛。我们知道，姜性味辛温，有温中散寒之效，配以小米，散寒暖胃的同时，还能助消化。

小米的烹调手段多样，但真正食用的时候我们还要因人而异。例如，胃酸分泌过多的时候再喝小米粥，则会冲淡胃液，并增加胃酸的分泌，那结果就不是养胃，而是感觉吃完以后胃反酸。因此，小米的食用方法要视每个人的健康状况而定。

健康自修课

做一个"挑剔"的老寿星

我们知道，人体所需的各种营养大多是通过日常饮食获取的，那么如何才能让食物的营养被人体充分吸收，从而发挥其最大功效，以帮助我们延年益寿呢？营养专家结合传统医学著作《本草纲目》里的饮食原则，给出了以下几点建议：

选择新鲜的食材

食材新鲜才能保证其质优味美，因此我们在购买肉类、蔬菜、水果时，一定要挑选那些新鲜、优质的。下面，就为大家介绍一下如何挑选新鲜食材。

◆蔬菜类：通常情况下，新鲜蔬菜在外观上应颜色鲜明，形态匀整，质地鲜嫩，并含有充足的水分。凡过老、干蔫及有虫害的蔬菜都不宜选用。

◆肉类：我们常吃的肉类有猪肉、牛肉、羊肉等。以猪肉为例，新鲜的猪肉质地坚实且有弹性，脂肪分布匀称，肉皮细嫩，肉色呈浅红色；不新鲜的猪肉有黏性分泌物，并有腐坏的臭味。

◆奶类：良好的奶一般呈白色，稍有淡黄色。煮沸后静置一段时间，上面会结一层奶皮，下面也没有沉淀，更不会有不良的气味。

◆脏腑类：新鲜的脏腑坚实且富有弹性，表面湿润，腐坏时质地变软。新鲜的肝呈褐色或紫色，手感坚实有弹性；新鲜的肾有光泽，表面湿润，质地坚韧，呈正常的浅红色。泡过水的肾体积较大，且颜色发白，不适于烹调。

◆鱼类：新鲜的鱼会保持原有光泽，鱼鳞整齐地附着在皮上，且不易脱落，鱼鳃呈鲜红色，眼球透明突出，鱼肉硬而富有弹性。

◆虾类：新鲜的虾头部完整，青虾与对虾的壳呈灰绿色，白虾呈浅红色。

◆鸡、鸭类：良好的鸡、鸭胸脯丰满，皮润滑，肉坚实，冠部鲜红。

◆蛋类：新鲜的蛋外壳清洁，表面粗糙，用光照射呈透明状。去壳后，蛋清滑润，蛋黄圆整、清晰、无斑点。

保持饮食卫生

干净有营养的食物可以促进健康，但不洁的食物也很容易引起疾病和食物中毒。要使食物发挥补益健康的作用，除了进行合理的搭配与烹调外，还要重视饮食卫生。

◆搞好厨房卫生：在进行烹饪之前，一定要搞好厨房的卫生。这里的卫生不仅是保持灶具、厨具的干净，还要对油壶等器皿进行定期清洁。这样既可以防止食物被污染，也能从细节上根除一些隐藏在烹饪原料里的健康隐患。

◆注意操作方法：为了达到消毒和杀灭寄生虫的目的，食物的烹制应做到煮熟或炒熟。吃凉菜的时候，应将菜洗净后在沸水中烫半分钟。

◆防止制成品被污染：食品制成以后，应尽快盛于洁净的餐具中，及

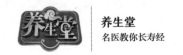

时食用，避免过多地用手接触制成品。

注意烹调方法

要使食物达到预期的健康效果，烹调的窍门有很多。总体来讲，要注意以下几个方面：

◆原料的选择：选择原料时，除了注意质量的好坏和是否新鲜以外，还应注意选择适用于某种烹制法的品种和部位。如炒肉丝最好选用里脊肉，蒸米粉肉需用五花肉等。除此之外，每种食物在切法上也各有特点，要加以区分。

◆佐料的选择：佐料与烹调的颜色浓淡有密切的关系，一般应选用上等的佐料。佐料中最需要的是好汤（鸡汤、肉汤）、好酱油、料酒、葱、姜、蒜、盐、醋等。

◆火候与时间：火候即烹调时所需要的温度，通常分为烈火、温火和微火等几种。不同的食物、不同的做法，需要不同的火候。如炒青菜，为了使其脆嫩有营养，就必须分批少量、烈火急炒；而熘鱼片，就需要微温的火候，才能嫩而美。

◆颜色：为了使菜品美观，除了食物本身之外，常常还需要加上其他颜色的配菜。例如，香酥鸡的旁边可衬上生菜和胡萝卜，这样就显得十分美观。每一种做法也应保留其固有的颜色，例如清蒸的食物，不加酱油颜色就比较好看。

◆制品的温度：热菜必须热食，冷菜则必须冷食。食物烹制之后，应立即食用，否则会影响味道和外观。

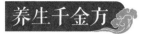

养生小米粥，做法有讲究

小米最常用的做法是做粥，而小米粥从最初的淘米阶段开始，就讲究颇多。很多人为了吃上干净的小米粥，会把小米淘洗很多遍。其实，在这个过程中，小米中含有的水溶性的B族维生素类营养物质就会溶解在水里，随着淘米水一起流失。建议大家不要倒掉淘米水，淘米水从古到今都非常有药用价值，它也是很养人的。淘米水还有一个名字叫粟米泔水，这个粟米泔水是可以清热的，将它留下，等其自然发酵，然后再煮开食用，就可以清热去烦躁。粟米泔水的发酵方法也很简单，放在罐子里面封闭即可，像老北京喝酸豆汁一样（自己制作时要注意避免杂菌污染）。小米中含有的氨基酸还可以在发酵过程中变得更容易被人体消化吸收。

用凉水还是热水

淘完米后，煮粥的水也要细心选择。关于是用凉水还是沸水煮粥，历来有所分歧。如果是用凉水煮，那煮制的时间会加长，有一些维生素耐热性不强，容易流失营养。但用凉水的优点是煮制时间长之后，小米的糊化性更好，相对更黏稠，对于脾胃消化功能差的人效果更好一点。如果用热水来煮，也是优劣各半。劣的是水热米凉，下锅后小米表面是一个遇热冷缩的过程，这样汁米相融就比较困难，小米可能有颗粒状，难以糊化，虽然也算有嚼头，但对胃而言相对不易吸收。优的是用热水煮粥，小米的营养物质会得到相对更多的保留。

不管是用热水还是用凉水，首先要保证这个水里面不含有氯，如果含有氯，就一定要煮开之后，去除了氯再煮小米，因为氯会降低小米中B族维生素的吸收效率。像我们平常家里使用的自来水，建议大家要先煮沸，去除氯之后再用来煮粥。

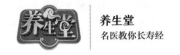

煮粥的火候判断

关于煮粥的火候，民间有一个特别直观的判断标准，就是看小米粥表面有没有一层油亮油亮的薄膜，也就是我们常说的米油。需要提醒大家的是，熬小米粥时，千万别把上面这层米油撇掉。它可以说是小米粥中最精华的部分，其主要作用是益气健脾。民间有这样的做法：小孩脾胃生发力最弱时，常常会腹泻，喝了米油以后，很快就会好了。其实这个米油形成的过程就是一个糊化的过程，一个精品的聚合过程，它标志着这碗粥是比较容易消化的。

不过米油也有缺点，因为米油很糊，吃的过程中大家基本不咀嚼就直接吞下去了，恰恰缺少了咀嚼时口腔中的唾液淀粉酶和食物之间的融合。所以建议大家即便是喝米油，也要在口腔中有一个停留、咀嚼的过程，让口腔中的唾液淀粉酶和食材好好结合，这样才能最大限度地利于脾胃的消化和吸收。

小米粥的烹饪过程中也可以加入一些其他的黄色食物，以增加养胃的功效。不少人推荐木瓜，木瓜的确是一种很好的助消化的黄色食物，其维生素C的含量是苹果的48倍。但高维生素C的食物煮粥时，维生素C容易流失。同时，木瓜最大的亮点是其中含有的能够分解脂肪的木瓜蛋白酶，它和有肉脂蛋白的食材一起炖制的时候，能够帮助把肉质炖糯。但小米本身并不含有这些，因此小米搭配木瓜，很难做到相得益彰。

所以，我们给大家推荐的是用木瓜籽来搭配小米粥，木瓜籽很硬，平时很难吃到，但它其实也是营养很丰富的食材，而且对粥汤入味很有帮助。煮小米粥时，将木瓜籽包起来放到里面一起煮，营养又美味。

最后提醒大家，小米虽好，但与杏仁同食易令人吐泻。另外，素体虚寒、小便清长者不宜多食小米。

白色食物，
润肺养胃各有门道

  中医认为，五色入五脏，而白色食物是入肺脏的。肺是"娇脏"，一不小心就容易受伤，因此在选用白色食物上，更要小心谨慎，尤其是养肺佳品杏仁还含有一定毒性。除了养肺，白色食物多被用来做汤养胃，但是喝汤有讲究，一不小心不仅不养胃，还伤胃，这些都需要我们认真学习养生常识后，再进行科学健康的选择。

健康候诊室

白色汤菜，最常见的养生食物

  悦悦："旭东，你又给我准备什么好吃的了？"

  王旭东："看你每天主持那么辛苦，我给你做了很多有营养的美食。"

  悦悦："我来看看有什么，怎么是清炒白菜？"

  王旭东："白菜挺好的呀！你看，这里还有白菜豆腐！"

  悦悦："你也太抠门了吧！我再看看还有什么，天啊，居然是萝卜白菜汤配白米饭！怎么全是白的？既不好吃又不吉利！"

  王旭东："你没听说过吗？'萝卜白菜，各有所爱'，哦，不对，这句话跟营养无关。是'萝卜白菜好，吃完就拉倒'，好像也不对。对了，

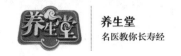

是'萝卜白菜保平安'！多吃点白色食物，对身体很好的！"

悦悦："你不懂就别乱说了，我们还是听听专家的高见吧！"

王宜："白色食物确实对我们身体很有好处，倒不是因为它们在营养成分上有多突出，而是因为白色入肺，不少白色食物都能养肺润肺。我们知道，肺是人体中十分重要的一个脏器。《黄帝内经》中就有'肺朝百脉'一说，意思是全身各部的血脉都直接或间接地汇聚于肺，然后输布全身。"

悦悦："是的，我也听说过，人体脏腑中肺被称为'娇脏'，不耐寒热，一不小心就容易受伤，因此需要我们多加呵护。"

王宜："对！肺和肺气都很重要，也容易受伤，需要我们在饮食上多加滋补。白色食物的一大家族就是谷物，包括白米、白面等，它们是我们人体的能量、营养基石。它们提供的不仅仅是微量元素，更重要的是提供蛋白质、脂肪、碳水化合物，也就是我们常说的人体能量的三大来源。除此之外，白色食物中的豆腐、牛奶等都是补钙高手，可以健骨强身。"

悦悦："那有没有专门养肺的白色食物呢？"

王宜："当然有，这里先为大家推荐的是杏仁。"

名医会诊

王　宜｜中国中医科学院广安门医院食疗营养部主任

杏仁养肺，却让人又爱又怕

杏仁一般分为两种，我们俗称"南杏""北杏"。南杏是可以食用的甜杏仁，北杏则是中药中经常用到的苦杏仁。其实在药性上，它们都具有止咳平喘、通降肺气的作用，所以杏仁历来被视为养肺的要药。李时珍在

《本草纲目》中就说药用苦杏仁有三大功效：第一是润肺之功，第二消食积之功，第三是散滞气之功。清朝的著名医书《古今图书集成医部全录》里也有一个治疗肺阴虚的名方——杏仁膏，顾名思义，其主药就是杏仁。

现代医学认为，杏仁含有丰富的维生素、蛋白质和铁、钙等元素，而且富含不饱和脂肪，可以补充人体所需的脂肪，却不会增加多余的脂肪。同时它还富含膳食纤维，对降低胆固醇、预防"三高"有很好的作用。

但很多人却对杏仁敬而远之，这是因为它被公认为有毒。杏仁的毒性主要来自两种物质，一是苦杏仁苷，一是氢氰酸。苦杏仁苷是带有小毒的，但有些药理学研究认为它有一定的抗癌作用，相当于"以毒攻毒"，而氢氰酸的毒性则比苦杏仁苷大多了。苦杏仁苷在体内能被肠道微生物酶或苦杏仁本身所含的苦杏仁酶水解，产生微量的氢氰酸与苯甲醛，对呼吸中枢有抑制作用，虽能起到镇咳、平喘的作用，但如果服用过量，里面的氢氰酸就会从治病变成害人了。其实，不只是杏仁，桃、李、枇杷等水果的果仁中都含有氢氰酸，只是杏仁中的含量最高。

所以，我们日常购买杏仁时，要注意别买成苦杏仁。南杏仁比北杏仁稍大，饱满圆润如桃形；北杏仁也属桃形，但是饱满度不如南杏仁。两种杏仁外形相对较难区分，最简单的方法就是尝一下，如果发苦，最好就不要买了。另外，杏仁的外皮和尖部是毒性集中的区域，如果生食太多，容易有危险，大家需要注意（如果自己不会区分，建议去正规药店购买，使用前咨询专业人士）。

杏仁的食用方法有很多，可以凉拌，可以打碎加入豆浆中当早餐食用，还可以在炒菜时放几颗。这里为大家推荐的是冬天最宜食用、热气腾腾的杏仁露。其做法非常简单，将适量的杏仁洗净后，放入搅拌机中，再加入水。这个水加多少，取决于你想喝浓一点还是想喝淡一点的。然后盖上盖，启动搅拌机，搅拌 30 秒左右。最后把打好的杏仁露倒到锅里，根据个人

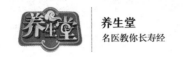

的喜好放入一些冰糖，煮 2 ~ 3 分钟即可饮用。

另外，近几年人们发现商超货架上常见的美国大杏仁的包装不见了，取而代之的是扁桃仁和巴旦木。原来美国扁桃仁进口到我国时，被误译成美国大杏仁，并广泛传播，以讹传讹，如今市场上的美国大杏仁已正式更名为巴旦木继续销售。许多人认为巴旦木既然并非杏仁，自然就没有杏仁所具备的营养价值，但其实恰恰相反。巴旦木形似杏仁，属于扁桃仁，但营养比杏仁丰富得多。巴旦木果仁内植物油的含量为 55% ~ 61%，蛋白质为 28%，淀粉、糖为 10% ~ 11%，并含有少量胡萝卜素、维生素 B_1、维生素 B_2 和消化酶、杏仁素酶、钙、镁、钠、钾等。

有研究表明，若在健康饮食的基础上增加巴旦木的摄入，有利于改善肥胖，降低血糖和血脂。食用巴旦木时，还可以搭配一个白色好帮手，那就是牛奶。牛奶里的钙质可以促进人体对矿物质的吸收。大家早上可以先吃一点碳水化合物，然后喝点牛奶，再吃点巴旦木之类的坚果。

健康自修课

白色食养，先学会喝汤

白菜、豆腐、白萝卜、冬瓜等常见的白色食物以做汤食用为主，而喝汤这件几乎每个人都做过的事，却是很有讲究的。中国人热爱喝汤，甚至有的地方还有"宁可三日不食，不可一日无汤"的说法。这里其实包含着深刻的中医养生观念。

常喝汤，喝好汤

李时珍认为，要想提高人体的抗病能力，就要先提升胃气，因为胃是为人体提供营养的"后天之本"，养好胃，提升胃气，才能从根本上起到保健、防病的能力。而民间提升胃气最普遍的做法，就是喝汤。虽然喝汤养胃的说法并不绝对，但很多汤确实营养丰富，能够滋补身体。

下面，我们就来简单了解一下几种常见汤饮的保健功效。

◆海带汤：海带中含有大量的碘元素，有助于甲状腺激素的合成，可以加速组织细胞的氧化过程，提高人体的基础代谢，使皮肤的血流量增加。春、冬等寒冷季节多喝海带汤，能够增强人体的抗寒能力。

◆蔬菜汤：各种新鲜蔬菜中含有大量的碱性成分，溶于汤中可使体内血液呈正常的弱碱状态，防止血液酸化，使沉积于细胞中的污染物或毒性物质重新溶解，排出体外。

◆鸡汤：鸡汤中的特殊养分，可加快咽喉部及支气管黏膜的血液循环，促进黏液分泌，清除呼吸道的病毒，缓解咳嗽、咽干、喉痛等症状，对感冒、支气管炎等有特别的效果，适合于老、弱、病者冬春季节饮用。

◆骨头汤：动物的骨头中含有多种对人体有滋补和保健作用的物质，具有添骨髓、增血液、减缓衰老、延年益寿等保健功效。

◆鱼汤：鱼汤中含有大量具有抗炎作用的脂肪酸，可以预防呼吸道炎症，防止哮喘发作，对儿童哮喘尤为明显。

◆羊肉汤：羊肉味甘性热，具有助阳、补精血、疗肺虚、益劳损的作用，是我们冬季最理想的滋补品。

其实，除了前面这些略显复杂的汤饮外，简单的一款面汤也有不错的效果，因为面汤中含有大量的卵磷脂，可以很好地补充脑内乙酰胆碱的含量，从而达到补脑、增强记忆力的功效。

喝汤的时间有讲究

喝汤的时间是有讲究的，很多人习惯饭后喝汤，觉得这样比较饱腹，很舒服，其实刚吃完饭就喝汤，很容易冲淡胃液，影响食物的消化和吸收。

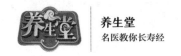

所以，营养专家建议，喝汤最好在饭前进行，有句俗话说得好，"饭前先喝汤，胜过良药方"。现代营养学也认为，口腔、咽喉、食管到胃都是食物的必经之路，吃饭前先喝上几口汤，相当于给这段消化道加了"润滑剂"，方便食物顺利下咽，能有效地保护消化道。

而在吃饭的过程中，时不时地喝点汤水也是有好处的，其有助于食物的稀释和搅拌，从而有利于胃肠对食物的消化和吸收。如果我们饭前不喝汤，吃饭时也不进汤水，那饭后我们就会因胃液的过量分泌而导致体液丧失过多，产生口渴嗜饮的现象，此时再大量饮汤水，就会造成胃液被冲淡、消化能力减弱的不良后果。

因此，不少营养学家都认为，养成饭前及吃饭时喝汤水的习惯，可以减少许多疾病如食管炎、胃炎、食管癌、胃癌的发生概率。当然，饭前喝汤有益健康，并不是说喝得越多越好，这也要因人而异，而且要掌握好喝汤时间。一般午、晚饭前，以喝半碗汤为宜，而早餐前可适当多些，因为经过一夜睡眠后，人体水分损失较多。具体喝汤时间以饭前 20 分钟左右为宜，吃饭时也可以缓慢少量喝汤。总之，喝汤以胃部感到舒适为标准，饭前饭后均切忌"狂饮"。

不要盲目喝汤

我们中国人很爱喝汤，民间也长期流传着不少"食疗汤"，但喝汤并不是百利而无一害的事。其实，如果喝错了汤，对人体的伤害也是很大的，因为现在人热衷喝的很多补汤里就含有一种对肾脏危害极大的物质。

现在很流行喝菌汤，而且在吃火锅的时候，中间有一个专门熬汤的地方，里面放的就是各种菌类。然而，菌汤里含有一种特殊的伤肾成分——嘌呤。尤其是用各种菌（香菇、蘑菇、金针菇、紫菜、黑木耳、银耳）熬出来的汤里面，嘌呤的含量更多。嘌呤进入体内后，经过肝脏代谢，转化成尿酸。尿酸要经过肾脏来排泄，当血液中的尿酸浓度过高时，尿酸即以钠盐的形式沉积在肾脏中，会导致肾结石或是直接引起肾小管的炎症反应，严重影响肾脏的功能，最终还可能导致肾衰竭。

当然，高嘌呤食物并不是只有做成汤喝才伤肾，它们炒着吃或是涮着吃也会伤肾。但相对来说，以汤的形式吃对肾的伤害最大，因为在熬制的过程中，其浓度会越来越高。除了菌类以外，豆腐、海鲜也是高嘌呤的食物。但相对而言，嘌呤含量最高的是用动物内脏熬制的浓汤，例如动物的肝脏、大肠等。很多人平时喜欢吃的卤煮就属于这种，建议大家要少吃。如果在不知道自己肾功能情况如何时经常喝浓菌汤、吃卤煮，会出大问题的。至于本身患有痛风或肾病的人，以及上了年纪、肾功能衰退的人，则需要对此忌口了。

菌汤不宜多喝，清淡一点的汤也不能掉以轻心。以菠菜鸡蛋汤来说，它看似清淡，但里面同样含有一种伤肾的物质——草酸。草酸和嘌呤转化的尿酸一样，会堵塞肾小管，形成肾结石，影响肾功能。我们该怎样分辨蔬菜中是否含有较高的草酸呢？有一个特别简单的办法，那就是尝一下这个菜是否有苦涩的味道。像苦瓜、茭白，还有一些野菜都是有一些苦味的，这些都是高草酸的食物。面对这些草酸含量高但又经常吃的菜，烹饪时要用开水焯一下。可别小看这道工序，它能去掉菜中 40% ~ 70% 的草酸！用焯过的菜再去做汤，就没什么问题了。

养生千金方

白嫩鱼肉，养胃益寿

白色食物除了果蔬、豆腐和牛奶之外，还有很多人都钟爱的鱼。鱼肉白嫩可口，营养丰富，既是美食，也是补品。之前介绍了不少富含蛋白质

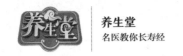

的植物性食物，但蛋白质更主要的还来自于动物性食物，比如鱼肉。

而且，鱼肉的肌纤维短，相对牛肉等肌纤维很长的食物，更利于消化吸收。不过，鱼肉什么时候吃，也与消化功能的强弱有关。我们在早晨人体代谢旺盛的时候，可以吃一些粗纤维的动物蛋白，这样相对好消化吸收。而傍晚的时候，人体的代谢功能慢慢减弱，我们就可以选择鱼肉、鸭肉等短纤维的动物蛋白来吃，这样不会对胃肠带来额外的负担。所以，对于正在发育的孩子，以及晚上需要加班的人，我们建议晚餐可以吃一些蛋白比较丰富，又好消化的鱼肉。

做鱼的时候，可以适当加一点动物油，除了能去腥，还能完成动物油中的饱和脂肪酸和不饱和脂肪酸的相互配比，形成营养的多样化。很多养生之人谈油色变，都觉得动物油是饱和脂肪酸，应尽量远离它。其实，很多研究表明，动物油脂中也含有不饱和脂肪酸，对预防高脂血症也有一定的帮助，所以动物油平时是可以吃一点的，不要多就好。

同时，在加工方法上，我们也可以做一些处理，以最大限度地保存食物中的营养，并降低其带来的负面伤害。比如我们炖制肉的时候，动物性油脂会较多，这时不妨搁点花椒，花椒有去脂的作用。传统医学认为，花椒有祛湿止疼的功效；现代医学则认定其有去膏作用，在肉的炖制过程中，它可以改变脂肪的结构。因为饱和脂肪酸的熔点低，特别容易凝固，而加了花椒的肉就明显不那么凝。

这也说明，在烹调上的调料选择，除了口感差异，健康度的区别也是很明显的。需要提醒大家的是，花椒虽好，但单纯吃花椒和把花椒放在炖制的肉品里，效果是不一样的。因为花椒单独吃的时候，可以起到祛湿止痛的作用；但是在炖肉里加入花椒，它已经跟油脂之间发生了化学反应，可能就会失去原本的功效，单纯起到去脂和调味的作用。

这里为大家推荐一道既适合老年人，也适合小孩子食用的白色美食——鲈鱼片。

首先说选鱼。要看鲈鱼表面的鳞是否光滑有光泽，同时注意看它的眼睛是否光亮而不污浊。

其次是取鱼头。先是开鳃，打开鱼鳃里面会有鲜红的血，这时可以顺势把鱼头取下来。具体做法：用刀顺着鱼前边的鳍直接切下来，快到脊骨的时候，用刀根摁着脊骨，用掌心拍刀背，鱼头就顺势取下来了。

再次是取鱼肉。取鱼肉也是有小技巧的：用毛巾摁住鱼的下半部分，然后用刀贴着鱼骨的脊背，慢慢片下来。如果还是觉得不好片，可以把鱼放到冰箱冷冻20分钟，让鱼凝一下。如果觉得粘刀的话，还可以蘸一点水，这样一刀压一刀地片下来，就不成问题了。

鱼片切好后，当水温烧到八成热时，放入适量姜片、小葱，少许盐和料酒，把鱼头、鱼尾煮熟，此时我们可以进行鱼汁的调制工作。具体做法：先放2勺油，烧热之后放入姜片。之所以先下姜，是因为姜的受热时间比较长一点，香味才出来。然后放入2瓣八角，再放入1勺葱，继续煸香，然后加入生抽。在热油的时候放入酱油和生抽，也可以加1勺老抽，这样香味容易出来，还可以放一点水。然后可以放一点青椒、芹菜，最后放一点洋葱，再来一勺糖，用小火熬制5分钟即可。

在等待热汁的时间里，我们可以给鱼片上浆。往鱼片里加入2勺料酒，鸡蛋清半个，淀粉少许，抓到鱼片有黏度为止。需要注意的是，这道菜的上浆非常重要，如果浆上得不好，鱼片的口感就会老，不鲜嫩。7～8分钟后，鱼头、鱼尾也已经煮熟，捞出码盘备用，然后加入2小勺油，把蘑菇、黑木耳、青菜等下锅焯熟，最后把鱼片依次下入锅中。3分钟后开锅，就可以把鱼片捞出来了。再把这个汁浇在鱼身上，就可以享用这道营养又美味的鲈鱼片了。

鲈鱼不仅美味，而且营养丰富，自古便是补肝肾、益脾胃的佳品，北

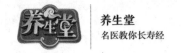

宋的《嘉佑本草》中就记载它能"补五脏，益筋骨，和肠胃，治水气"。现代营养学也证实：鲈鱼富含蛋白质、维生素 A、B 族维生素、钙、镁、锌、硒等元素，对肝、肾、脾、胃都有一定的补益效果。

鲈鱼虽好，但也有禁忌，患有以下几种疾病的患者不宜多吃：第一种是痛风患者，鱼类含有嘌呤类物质，而痛风正是由于体内嘌呤代谢紊乱引起的。第二种是出血性疾病的患者，如血小板减少、血友病、维生素 K 缺乏等，这是由于鱼肉中所含的二十碳五烯酸会抑制血小板凝集，从而加重病情。此外，肝硬化患者也不宜吃鱼，否则容易使病情恶化，雪上加霜。